Satyrische Abhandlung von den Krankheiten der Frauenspersonen, welche sie sich durch ihren Putz und Anzug zuziehen

Christian Tobias Ephraim Reinhard

Alpha Editions

This edition published in 2022

ISBN : 9789356789395

Design and Setting By
Alpha Editions
www.alphaedis.com
Email - info@alphaedis.com

Contents

Vorrede.

Da ich in mir einen innerlichen Beruf und ganz besondern Trieb verspüre, die Thorheiten des schönen Geschlechts, womit sie ihrem liebenswürdigen Körper nur gar zu vielen Schaden zufügen, zu erzählen, ihm solche als abgeschmackt vorzustellen, lächerlich zu machen, und ihm die Wahrheit in etwas ernsthafter, als ich sonst gewohnt bin, zu sagen; so kann ich ohne große Mühe gar wohl von selbst einsehen, daß ich das Unglück haben werde, mich ihrer Freundschaft vielleicht gänzlich verlustig zu machen. Allein ich bin gleichwohl so glücklich gewesen, in meinem Leben durch die Erfahrung so viel Einsicht zu überkommen, daß niemand die Wahrheit mit größerm Widerwillen anzuhören und zu vertragen gewohnt sey, als unsre Schönheiten. Aber würde ich mich nicht auf eine recht grobe Art an den schönsten Geschöpfen versündigen, wenn ich so unverschämt seyn wollte, diese weibliche Schwachheit allen Frauenspersonen ohne Unterschied zur Last zu legen. Ich weis, daß einige so viel Verstand besitzen, es gar wohl zu erkennen, daß ihnen annoch nur gar zu viele Menschheit anklebe. Mir selbst sind Beispiele solcher Schönen zur Genüge bekannt, welche die Wahrheit gar wohl anhören konnten, ohne darüber einen Verdruß bey sich spüren zu lassen, und ohne deswegen einen Haß auf diejenige Person zu werfen, die sich so aufrichtig gegen sie aufführte, ihnen, ohne zu heucheln, mit einer ungezwungenen Freymüthigkeit das Unanständige unter die Augen zu sagen. In Wahrheit, manche Schönen haben einen mehr als männlichen Geist: denn sie wissen es nicht nur mit einer Gelassenheit anzunehmen, wenn man ihnen diejenigen Schwachheiten, so sie an sich tragen, in ihrem wahren Wesen vorhält, sondern sie sind auch so verständig, den festen Entschluß zu fassen, im Ernste sich von solchen Schwachheiten loß zu machen, um andern keine Gelegenheit über sie zu spotten zu geben.

Da ich nun als ein Arzt sehr wohl weis, daß es meine Schuldigkeit sey, alle diejenigen Thorheiten mit einer Dreistigkeit zu sagen, wodurch dem menschlichen Geschlechte nur gar zu viele Gelegenheit, in Krankheiten zu verfallen, gegeben wird; so würden sich die Schönen an mir auf eine höchst unerlaubte Weise vergehen, wenn sie darum eine Bosheit gegen mich in ihrer Brust hegen wollten, weil ich so gewissenhaft gegen sie gehandelt hätte, sie für dem Schädlichen zu warnen, um ihren artigen Körper gesund erhalten zu mögen. Würde es nicht eine unverantwortliche Sünde seyn, wenn man wider einen Gesetzprediger darum in Grimm gerathen wollte, weil er unsers Seelenheils zum Besten, die Laster, welche doch nur Hindernisse der Seligkeit sind, bestraft, und als abscheulich vorgestellt hätte?

Ich bin also, bloß mein Gewissen frey zu machen, kraft meines tragenden Amts, mit mir einig geworden, aus lauter Liebe zu dem schönen Geschlechte, und ihrer schätzbaren Gesundheit zum besten, diejenigen **Krankheiten** abzuhandeln, **welche sie sich durch ihren Ausputz und Anzug zuzuziehen pflegen.** Die Schönen werden es sich also nicht zuwider seyn lassen, wenn ich von ihren Haupthaaren anfange, und an ihrer kleinen Zehe erst wieder das Ende mache. Sie werden es nicht übel nehmen, wenn ich bey Gelegenheit ihren Putz durch schalkhafte Einfälle und spöttische Ausdrücke bis zum Verlachen beschreiben werde. Genug, daß ich dieses alles ihrer schätzbaren Gesundheit wegen unternehme.

Doch ich muß den Schönen gleichwohl, ohne, daß mich jemand hierzu nöthiget, Rechenschaft geben, und ihnen den Bewegungsgrund eröffnen, welcher mich zu dieser Arbeit gereizet hat. Ich sehe mich nun von selbst verbunden, ihnen mein Bekenntniß abzulegen, und, ohne roth zu werden, zu gestehen, daß mich keine andre Ursache auf diese Gedanken gebracht, als weil ich gesehen und wahrgenommen habe, daß kein Geschlechte weniger mit seinem Körper zufrieden sey, als das weibliche, da ihnen doch das ewig weise Wesen aus ganz besonders weisen Absichten keinen bessern hätte zueignen können. Aber ob sich unsre Schönheiten nicht durch ihre Bemühung, ihrem Körper ein ander Ansehen zu geben, an ihrem Baumeister vergehen, will ich zwar eben so frey nicht sagen:

doch denken mag ichs wohl?

Ich glaube ganz gewiß, daß man sich auf allen höhern Schulen in allen Facultäten Raths erholen würde, um gewiß erfahren zu mögen, ob dasjenige Frauenzimmer nicht für ein Monstrum zu halten sey:

Denn nur ein Glied zu viel macht schon ein Monstrum aus,

welches an den Ohren mit Ohrgehängen, oder im Angesichte mit schwarzen Muschen, welche halbe und volle Monden vorstellen, gebohren worden wäre? Würden die Eltern solcher Kinder nicht alles drauf wenden, um diese Flecken aus dem Angesichte loß zu werden, und diese Ohrgehänge von den Ohren weg zu bringen? Und dennoch ist mancher Menschen Narrheit so groß, daß sie, um schöner zu scheinen, ihre Ohrläpchen mit einer zahlreichen Menge von Steinen beschweren, und fast alle himmlische Körper in ihr Angesicht kleben. Mich hat es schon lange gewundert, warum das artigste Geschlecht nicht längstens auf den seltsamen Einfall gerathen ist, sich, statt der ganz und halbmondförmigen Schminkpflästerchen, den ganzen Thierkrais, oder nur einige davon, als den Drachen, den Scorpion, den Löwen in das Angesichte zu setzen, und ihre Ohrläpchen statt der steinernen Ohrgehänge lieber mit einem ganzen Geläute von Schellen zu behängen. Denn durch diesen Putz würde man eine Schöne bald von weiten kommen hören, und ihr also durch Abnehmung des Huts und durch eine höfliche

Verbeugung des Leibes, die schuldige Hochachtung zu erweisen, nicht so leichte vergessen können. In Wahrheit, dieser Zierath würde keine Schande vor unsre Schönheiten seyn. Trug doch ehedem der Hohepriester bey den Juden auch Schellen, ob er schon selbige nicht an seinen Ohrläpchen, sondern nur an dem Saume seines Rockes trug. Und also würden ja die Schönen was recht besonder vorzügliches für den Männern zum Voraus haben, und dieses darum, weil sie die Schönen wären. Doch an gehörigen Oertern werde ich mich deutlicher davon auszudrücken nicht viel bitten lassen. Ich werde also in meiner mir vorgenommnen Abhandlung von den Krankheiten der Schönen, denen sie vermöge ihres Putzes und Anzuges unterwürfig seyn müssen, nachfolgende Ordnung beobachten: Meine ganze Arbeit will ich vor das erste in zween Theile abtheilen, und diese zween Theile sollen aus drey Büchern bestehen. Der erste Theil wird nur ein einziges, und zwar das erste Buch in sich begreifen, welches alle diejenigen Krankheiten enthalten wird, welche von dem Putze des Kopfes überhaupt zu entstehen gewohnt sind, aber in eben diesem ersten Buche werde ich drey Abschnitte machen, davon der erste Abschnitt alle diejenigen Ungelegenheiten darthun soll, welche von dem Haarputze herkommen. Der andre Abschnitt wird diejenigen Verdrießlichkeiten erzählen, welche von der Verschönerung des Angesichts ihren Ursprung haben. Und endlich soll der dritte Abschnitt alles dasjenige Unheil zeigen, welches der Auszierung des Halses ihr Daseyn schuldig ist. Der andre Theil wird derjenigen Krankheiten Erwähnung machen, welche insgemein von dem Putze und der Bekleidung des Oberleibes, und des Unterleibes so wohl, als der Hände und Füße ihren wesentlichen Ursprung ableiten. Dieser andre Theil nun wird zwey Bücher, nämlich das andre und dritte Buch in sich fassen. Das andre Buch soll bloß diejenigen Krankheiten erklären, welche von dem Putze und Anzuge des Oberleibes so wohl als des Unterleibes abstammen. Und endlich wird dieses andre Buch in zween Abschnitte abgetheilt seyn, davon der erste Abschnitt diejenigen unangenehmen Empfindungen erwähnen wird, welche ihren Grund in der Bekleidung und Auszierung des Oberleibes haben. Der andre Abschnitt soll diejenigen Verdrüßlichkeiten der Reihe nach anführen, welche wegen des Anzuges, und des Ausputzes am Unterleibe zum Vorscheine kommen. Das dritte Buch wird überhaupt diejenigen Krankheiten abhandeln, welche dem Ausputze der Hände, und der Bekleidung der Füße ihre Erzeugung zu danken haben. Ich werde in diesem dritten Buche ebenfalls zween Abschnitte machen. Der erste Abschnitt wird diejenigen Krankheiten in sich fassen, welche von dem Putze und der Auszierung der Hände entstehen. Und zuletzt soll der andre Abschnitt von denjenigen Verdrüßlichkeiten reden, welche von der Bekleidung der Füße erzeugt werden. Jeder Abschnitt aber wird seine eigene und besondere Kapitel zahlen. Im übrigen will ich mir meine ganze Arbeit also einzurichten angelegen seyn lassen, daß ich das Ernsthafte durch unerwartete Einfälle und scherzhafte Ausdrücke angenehm mache. Und endlich werde ich alle Sorgfalt anwenden, damit ich nicht etwa die Gesetze der Bescheidenheit übertreten, oder wohl gar ungezogen scheinen möge, und also, da ich an andern Laster bestrafe, selbst in Thorheiten verfalle, und wie manche Kirchenlehrer predige, und doch selbst verwerflich werde, dafür mich die Bescheidenheit in Gnaden behüten wolle! und vielleicht auch bewahren wird, es wäre denn, daß meine Menschheit stärker als mein Verstand und meine Weisheit geworden wäre. Und gesetzt, daß ich auch aus Schwachheit einen Fehler begienge; so würde man, wo nicht Religion, doch gleichwohl so viel Menschenliebe gegen mir zeigen, und mir eine oder ein paar menschliche Kleinigkeiten vergeben können, es müßte denn seyn, daß man sich recht theologisch gegen mir aufführen, und mir meine Menschlichkeiten nicht verzeihen wollte, darum weil ich selbst kein theologisches Gesichte, sondern gar wie Stax wäre, denn nur

Stax ist ein Mann nach neuster Art, und ein recht wunderbarer Christ,

Der lieber mit den Karten spielt, als in der alten Bibel liest,

Der lieber bey den Mägdchen sitzt, als auf der Kanzel steht und lehrt,

Der lieber trinkt, ißt, scherzt und küßt, als sitzt und andre Beichte hört.

Wie glücklich ist man nicht, wenn man wie dieser theure Lehrer lebt

Der als ein seltner Gottesmann sich selbst in dritten Himmel hebt,

Und der uns einen neuen Weg, zu einem bessern Himmel weist;

Dafür ihn die Nachkommenschaft schon gegenwärtig heilig preist.

Doch es muß einst in Ewigkeit gewiß sein glänzend heller Schein

So wie die lange Thomasnacht, in der kein Stern und Mond glänzt, seyn.

In Wahrheit, wenn man es aus diesem Bewegungsgrunde thun, und mir nicht erlassen will, so wird man zwar auf Seiten seiner Recht zu haben glauben; ich aber würde einem solchen dennoch diese Höflichkeit mit einer anständigen Großmuth verzeihen, und lieber keinen griechischen Namen führen, als auf gut deutsch unhöflich heißen wollen.

Doch es ist die höchste Zeit, von meiner Ausschweifung abzulassen, und mit mehrerer Ernsthaftigkeit die Hand an mein vorgesetztes Werk zu legen, um nicht ohne Noth überflüßig weitläuftig zu werden.

Anakreontische Ode,
die fünf Sinne.

Weg Schnupftaback, weg Dose!
Nur der Geruch der Rose
Soll meine Nas' erfreun:

Wenn ich bey meinem Kinde
Den Duft der Ros' empfinde,
Möcht ich ein Naso seyn.

Erblick ich schöne Kinder,
So wünsch ich mir nicht minder
Dem Argus gleich zu seyn.

Schmeck ich den Saft der Trauben,
So wollt ich, könnt ihrs glauben?
Flugs lauter Zunge seyn.

Hör ich die Nachtigalle,
Wünsch ich bey ihrem Schalle
Nichts als nur Ohr zu seyn.

Laßt mich bey Scherz und Spielen
Mein Mägdchen Küsse fühlen
So bin ich das Gefühl:

Denn von dem Reiz der Küsse
Fühlt Herz, Mund, Händ und Füße,
Ja gar ein jedes Glied.

Sinngedichte,

auf einen Zänker.

Ein Zänker nahm sich jüngst ein Weib
Zu seinem Zeitvertreib,
Um junge Zänker zu erzeugen:
Doch ich will lieber schweigen.

Auf das Glück.

Warum schenkt denn das blinde Glück den Tummen so viel Geld?
Darum, weil sich der Kluge durch seinen Witz erhält.

Auf den Batill.

Seit dem Batill beweibet ist, liest er stets in der Bibel,
Er faßt, singt, beth und seufzt: O Herr, erlös' uns von dem Uebel!

An den Gargill.

Warum pflegt den Gargill am Kragen
Tafeln des Gesetz's zu tragen?
Darum, weil sie der theure Mann
So wie er soll nicht halten kann.

Auf den unbenabelten Adam.

Warlich es ist keine Fabel,
Adam hatte keinen Nabel
Aber doch Verstand genug:
Cain aber Seth und Abel,
Und wir Menschen haben Nabel,
Aber sind wir drum nicht klug?

An den Stax.

Gesetzt, es mangelte Herr Staxen im Gehirne
Was schadts hat er doch Geld genug,
Und bindet man das Geld dem Ochsen auf die Stirne,
So heißt der tümmste Ochse klug.

An den Mäv.

Wohin! wohin so schnell! ich geh, sprach Mäv im Lachen:
Den Kirchhof bucklicht, ihn, und auch mich reich zu machen.

Auf einen Schmausegern.

Soll dich Herr Schmausegern auf allen Straßen preisen,
So laß ihn nur fein oft an deiner Tafel speisen:
Denn füllst du ihm den Bauch, befeuchtst du ihm den Schlund,
So macht er deinen Ruhm geheimsten Oertern kund.

Auf die Weiber.

Heimlichkeiten sind bey Weibern, wie das Wasser in dem Siebe.
Welch ein Wunder! wenn in beyden das ihn Anvertraute bliebe.

Auf den Stax.

Wären Staxens Wissenschaften seinem losen Maule gleich,
O so wär er am Verstande, so wie am Vermögen reich.

Auf ein böses Weib.

Ein böses Weib ist ein abscheulich Ungeheuer
Sie ist vor einen Mann ein wahres Fegefeuer:
Denn wär sie eine Höll, ey welch ein Herzeleid!
So würde nie ein Mann von seiner Quaal befreyt.

Auf den Mops.

Mops läuft sehr gut, doch denkt er tumm,
So folgbar kann man sicher schlüßen,
Mops habe den Verstand in Füßen.
O tummer Mops, so kehr dich um!
Denn wirst du auf dem Kopfe stehn
Und nicht mehr auf den Füßen gehn.
Wirst du zwar klug zu denken wissen,
Doch schlechter gehn als auf den Füßen.

Auf die Gerechtigkeit.

Vor Gerichten geht es leider! welch ein Unglück gar zu schlecht,
Ständ das Recht auf einem Fuße, o so hätte mancher Recht!

An seine F * *

Wenn sich mein Weibchen krank befind
So ist sie ein recht gutes Kind:
Doch nähm sie Gott in Himmel ein
So würde sie weit besser seyn.

An die Thais.

Thais will noch Jungfer heißen, machts der Nachwelt offenbar;
So hieß Eva immer Eva, ob sie schon gefallen war.

An den Thraso.

Von Sagen hat man oft Gefahr
Von Sagen wird man viel betrogen:
Denn wären alle Sagen wahr

So hätte Thraso nie gelogen.

An den Stolp.

Warum hat Stolp, der zänksche Mann, ein böses Weib gefreyt?
Darum, weil sich durch öftern Zank die Liebe stets verneut.

Auf eine böse Frau.

Man lobt die Stachelnuß, wenn man den Kern genießt,
Und eine böse Frau, wenn sie gestorben ist.

An den Knoll.

Warum ist Knoll so sehre grob, und nebst der Grobheit stolz?
Sein Vater war ein Fleischerknecht und er sein krummes Holz.

Auf ein böses Weib.

Ein böses Weib und Wespennest muß man durchaus nicht stören
Sonst wird man nichts als Ungestüm, und lauter Brummen hören.

Das erste Buch,

von den

Krankheiten

Des

schönen Geschlechts,

welche

ihr Daseyn überhaupt dem Putze des
Kopfes des Angesichts und des
Halses schuldig sind.

OVIDIUS.

Forma bonum fragile est, quantumque adcedit ad annos

Fit minor.

Sinngedichte.

Clorinde putzt ihr Haupt mit Locken Blumen Bändern,
Und sucht ihr Angesicht durch Schminke zu verändern:
Und warum thut sie das? Um schöner auszusehn,
Und sich in ihrem Putz, als wie der Pfau zu blehn.
Doch schmückte sie statt dem den innern Kopf mit Witze,
So wäre sie der Welt mehr als anitzo nütze,
So würde sie beliebt und weit gesünder seyn:
So aber findet sich bey ihr nur Krankheit ein.

Der erste Abschnitt.

Von

den Ungelegenheiten,
welche
von dem Haarputze
herkommen.

Das erste Kapitel.

Von den Verdrießlichkeiten, welche von den Pudelköpfen zu entstehen gewohnt sind.

§. 1.

Um meinem einmal in der Abhandlung, daß die meisten Krankheiten der Frauenzimmer ihren Grund in dem Körperbau dieses Geschlechts habe, gethanen Versprechen nicht zuwider zu handeln, will ich unverändert bey meinem gefaßten Vorsatze bleiben, und den Anfang von den Haaren machen. Es mag meine erste Beschäftigung also der sogenannte Pudelkopf seyn.

§. 2. Habe ich nicht wieder Recht, wenn ich sage, daß das schöne Geschlecht in seiner Tracht über die maßen veränderlich, und auf der Welt niemals mit seines Körpers Zustande vergnügt sey? Man wird mir wider meinen Satz keine Einwendung machen können, wenn ich meinen Lesern die Pudelköpfe entgegensetzen werde. Ist es nicht eine unläugbare Wahrheit, daß sich die Frauenspersonen durch die Pudelköpfe den Männern ähnlich zu machen bestreben? Und sieht eine Frauensperson in Betrachtung des Haupts in ihrem Pudelkopfe einem Manne nicht wie des Phädrus Larve einem Menschengesichte vollkommen gleich? Nur Schade, daß die Schönen nicht auch alle männlichen Verstand unter ihrem Pudelkopfe tragen. Es ist nun einmal schon ein großer Fehler der Weiber, daß sie alle Männer werden wollen: Aber es ist auch ein weit größeres Glück noch dabey, daß sie in Ansehung ihrer Pudelköpfe, zumal wenn sie kein Kopfzeug auf dem Haupte tragen, nur Männer zu seyn scheinen, in der That aber und in Ewigkeit nicht zu Mannsbildern werden können. Doch ich irre, die Schönen haben noch Hoffnung, in Mannspersonen verwandelt zu werden, aber erst vielleicht alsdenn, wenn die Schnecken Flügel bekommen werden. Doch wenn diese Veränderung mit den Weibsbildern vor sich gehen wird, das werden die Kalendermacher am besten zu bestimmen wissen.

§. 3. Doch wieder auf die Pudelköpfe zu kommen. Diese sind heut zu Tage der gewöhnliche Hauptputz unsrer Schönheiten, wie lange aber dieser wohl von ihnen wird beliebet werden, können sie itzo selbst so genau nicht wissen. Ein Pudelkopf ist also derjenige Haarputz, da die Haare des ganzen Kopfs kurz verschnitten, und in Locken, welche rings um den Kopf, der Breite nach, zuweilen aber auch der Länge nach herunter gelegt, mit Seitentouren, und forne über der Stirne mit einem Toupee versehen worden sind. Diese nun nenne ich die wahren Pudelköpfe, die falschen aber sind diejenigen, welche durch Kunst verfertiget werden, und deren sich unsre Schönen eben so wie die Mannspersonen sich der Perucken bedienen. Ich habe mich einsmals fast aus den Odem gelacht, da ich eine gewisse Frauensperson, welche die gütige Natur mit einem goldgelben Haare versehen halte, in einem künstlichen schwarzen Pudelkopfe sah, und gleichwohl an ihr rothe Augenbraunen erblickte. Doch hiervon werde ich mehr Gelegenheit zu reden haben, wenn ich von dem Haarfärben handeln werde. Diese wahren Pudelköpfe, welche ich mit gutem Rechte die natürlichen nennen könnte, sollen sich die Schönen bloß ihrer Bequemlichkeit wegen zu tragen, vorgenommen haben. Denn ehedem, als das Frauenvolk ihre Haare lang und in Zöpfe geflochten trug, mußte es freylich eine Last seyn, diese langen Haare auszukämmen und wieder einzuflechten. Aber um Verzeihung! ihr halbmännlichen Schönen, ich habe den Glauben, daß die Pudelköpfe itzo weit unbequemer sind, als der ehmahlige Haarputz der Frauenspersonen. Was für Ungelegenheiten macht nicht das Haarverschneiden, wie viele Beschwerlichkeiten verursacht nicht das Haaraufkrausen, wie viele Last wird nicht durch das Haaraufbrennen den Schönen aufgelegt, und wie viel Zeit und Geduld wird nicht erfordert, wenn die Haarlocken in Ordnung gelegt, mit Haarwachse u. Pomade eingesalbt und mit Puder überstreut werden? Zehnmal eher würden sie mit dem Auskemmen und Einflechten zu Stande kommen, als einmal mit einem solchem Pudelputze fertig werden. Ich kann mich also unmöglich überreden lassen, daß die Pudelköpfe der Bequemlichkeit wegen, wohl aber um dem Haupte ein besseres das ist, männlicheres Ansehen zu geben, erfunden seyn müsten. Doch ich habe die Ehre denen Schönen im Vertrauen zu sagen, daß sie sich durch diesen Haarputz sehr viele kränkliche Zufälle aufgebürdet haben: und tragen sie noch Zweifel an dem, was ich ihnen hiermit aus Offenherzigkeit in die Ohren gesagt habe; so werde ich mir angelegen seyn lassen, ihnen meine Worte so gleich zu beweisen, um sie von der Wahrheit meines Spruchs recht überzeugend überführen zu mögen. Aber nur Geduld!

§. 4. Da es bey den Schönen noch gewöhnlich war, die Haare zu binden und einzuflechten, konnten die Haare dem Haupte gar wohl denjenigen Nutzen erweisen, zu dem sie die Weisheit des Schöpfers bestimmt hatte. Man hat eben nicht nöthig, ein Gelehrter zu heißen, um es einzusehen, daß der Kopf darum hat mit Haaren versehen seyn müssen, um denselben vor der Kälte zu verwahren; Denn da bey dem Haarputze der Alten die Haare so gebunden wurden, daß solche die Haut des Kopfs näher berührten, und durch solche nähere Berührung der Haut den Kopf besser wider die Kälte, als die itzigen Pudelköpfe, verwahren konnten; so musten freylich die damaligen Schönen wenigern Krankheiten des Haupts unterworfen gewesen seyn, als itzo, da die Haare weiter von der Haut abstehen, und folglich den Kopf nicht so kräftig wider die Kälte sicher machen können. Denn da vermöge dieser Pudelköpfe die kalte Luft und die Macht der rauhen Wittrung die Haut des Kopfs mehr anfällt; so werden die Frauenspersonen auch nothwendig mehrern Krankheiten unterthänig seyn müssen. Es brauch keines weitläuftigen Beweises, daß die Kälte fähig und geschickt genug sey, die Schweißlöcher der Haut zu verschließen. Wenn sich nun aber diese Begebenheit an dem Kopfe zuträgt, so wird die unmerkliche Ausdünstung zurücke bleiben, Anhäufungen, und Stockungen an dem Kopfe erzeugen, und folglich tausend Gelegenheit zu solchen Krankheiten geben müssen, welche in der zurückgebliebenen heilsamen Ausdünstung ihren natürlichen Grund haben.

§. 5. Es werden also bloß aus dieser, und sonst keiner andern Ursache Kopfschmerzen von verschiedener Art, Wasserköpfe, Schwindel, Schlagflüße, Brausen der Ohren, Ohrenzwang, auslaufende und fließende Ohren, Entzündungen, Blödigkeit, ja gar Blindheit der Augen, Stockschnupfen, Zahnschmerzen, Geschwulste und Geschwüre am Zahnfleische, geschwollene Speichel- Hals- Schlund- und Ohrendrüsen, und wohl gar Verstopfungen, Vereyterungen und Verhärtung derselbigen zum Vorscheine kommen. Es werden geschwollene Hälse und Kröpfe, Entzündungen der Muskeln, welche an der Luftröhre, und an dem Schlunde befindlich sind, und folgbar verschiedene Arten der Bräune entstehen. In dem Angesichte aber wird, diese gehemmte Ausdünstung des Kopfs, Blätterchen (vari), verschiedene rosenartige Entzündungen, und andere Verdrießlichkeiten, deren ich nicht einmal Erwähnung zu thun fähig bin, theils aber auch nicht vor gut befinde, um meinen Lesern keinen Ekel erwecken zu mögen.

§. 6. Sehen sie also, meine Frauenzimmer, sehen sie nun bald den Schaden, und die Ungelegenheit ein, welche sie sich als feurige Kohlen, durch diese fälschlich eingebildete thörichte Bequemlichkeit, des heut zu Tage gemein gewordenen Haarputzes der Pudelköpfe, auf ihre Häupter gesammlet haben? wird nun nicht bald die Reue ihr Herz einnehmen, daß sie, wie Eva nach dem Apfel des verbotenen Baums so lüstern gewesen sind, in Ansehung ihres Kopfs den Mannspersonen ähnlich zu werden? Doch vielleicht wollen unsere Schönen lieber den Aerzten zum besten einen beständig kränklichen Körper haben, als ihrem Lieblinge, dem Pudelkopfe, den völligen Abschied unterschreiben, und lieber immer, wie die Hebräer in Egypten, unter dem Joche der Krankheiten wehklagen, als ihre eingewurzelte Einbildung, daß sie sich durch ihre Pudelköpfe schöner und reizender machen könnten, aus dem Kopfe lassen. Doch giebt es auch Frauenspersonen, oder damit ich nicht wider die Titulatur sündige, es giebt sage ich, vielmehr heilige Schwestern, welche nicht etwa, aus Vorsorge ihre Gesundheit zu erhalten, sondern nur bloß aus verstellter Demuth, mit einem beynahe heiligem Eifer wider die Pudelköpfe in Grimm gerathen, und dieselbigen, zumal wenn ihr Zorn die Oberhand über ihre Herzen erlangt hat, vor eine Eitelkeit, ja wohl gar vor eine Todsünde schelten. Und noch sind wieder andere Frauenspersonen, welche aus besondern, und ihnen selbst eignen Ursachen die Pudelköpfe verachten, und durchaus nicht zu tragen erlauben wollen. Consbruch entdecket uns in seiner Ode eine einzige Ursache, welche diese Art der Frauen bewegt, einen Abscheu vor den Pudelköpfen zu tragen, und hier ist sein Lied:

Die Moden sind Julchen zuwider:

Wie eitel! man putzet die Glieder,

Der Würmer Raub? Die fromme Frau?

Doch ihnen sollte sie entsagen?

Nein, Pudels mag sie nur nicht tragen:

Denn ihre Haare sind schon grau.

Doch dieses mag vor dieses Mal von den Pudelköpfen genug gesagt seyn: nunmehro will ich von den Beschwerlichkeiten handeln, welche das Frauenzimmer wegen des Aufkrausens und Aufbrennens der Haare leiden muß.

Das zweyte Kapitel.

Von den
Beschwerlichkeiten, welche das
Aufkrausen und Aufbrennen der Haare
des Kopfs verursachen.

§. 7.

Ich würde denjenigen Kopf, welcher weder aufgekrauset noch aufgebrannt worden wäre, eher vor einen Zodelkopf als vor einen Pudelkopf halten. Soll ich aber einen Pudelkopf nicht mit diesem Titel belegen, so wird er, wenn er anders seine gehörige Annehmlichkeit haben soll, aufgekrauset und aufgebrannt seyn müssen. Es wird also nothwendig meine Pflicht seyn, von den Beschwerlichkeiten zu schreiben, welche dem Kopfe durch das Aufkrausen und Aufbrennen zugefügt werden. Wer nun geputzt und schöne scheinen will, der muß es sich auch gefallen lassen, Ungelegenheiten zu leiden. Das schöne Geschlecht hat ohnedem das Unglück, daß allemal auf ihr genossenes und empfundenes Vergnügen tausend Unbequemlichkeiten und Schmerzen erfolgen: doch ich mag mich eben hiervon nicht deutlicher erklären, wer das Frauenzimmer nur ein wenig kennt, der wird meine Meynung ohne einen Dolmetscher schon verstehen können, es wäre denn, daß er nur einen Sinn, wie eine Auster hätte, oder nur dem Angesichte nach einen Menschen vorstellete, im Gehirn aber weniger Verstand als eine Gans besäße, denn

Gesetzt, es mangelte Markolfen im Gehirne,

Was schadts, hat er doch Geld genug:

Und bindet man das Geld dem Ochsen auf die Stirne,

So heißt der tümmste Ochse klug.

§. 8. Ich will nunmehr allen Scherz bey Seite setzen, und eine etwas ernsthaftere Gesichtsstellung annehmen, ob ich schon weis, daß mich ein ernsthaftes Wesen eben nicht zu kleiden gewohnt ist, so will ich mir doch Gewalt anthun, und mich zwingen, eben eine solche Mine zu machen, welche ich sonst nur bey dem Bette gefährlicher Kranken anzunehmen pflege. Es ist eine Erfahrung, die in der Empfindung ihren Grund hat, daß allemal eine unangenehme Empfindung entsteht, wenn die Haare aufgekrauset, und mit dem Pappiere umwickelt werden: Denn weil die Haare unter dieser Arbeit straff angezogen werden; so muß sich nothwendig davon an der Haut des Kopfs ein Schmerz zeigen, welcher, da er durch solche Reizung das Blut mehr gegen das Haupt lockt, Anlaß zu Kopfschmerzen zu geben fähig ist.

Und dieses war die Ungelegenheit, welche von dem Aufkrausen und Einwickeln der Haare ihren Ursprung nimmt.

§. 9. Laßt uns nun auch den Schaden betrachten, welcher von dem Aufbrennen der Haare verursacht wird. Alle trockene Wärme ist vermögend, denen Körpern ihre Feuchtigkeit zu rauben, und solche trockner zu machen. Wenn diese Warheit ihre Richtigkeit hat, daran wohl in Ewigkeit kein Kluger zweifeln wird; so werden auch die Haare durch das Brennen nothwendig gar zu sehr ausgetrocknet werden müssen. Ich würde in allem Ernste auf einen solchen böse werden, welcher so unverschämt seyn und mir läugnen wollte, daß die Haare keine Röhrchen wären, welches doch mit mir die ganze gelehrte Welt als eine unumstößliche Wahrheit glaubt. Da nun die Haare in der That nichts anders als Röhrchen sind, durch welche die unmerkliche Ausdünstung wegzugehen pflegt; so muß dieser heilsame Abgang der auszuführenden Feuchtigkeiten nothwendig unterdrückt werden, wenn vermöge dieses heißen Eisens die Röhrchen der Haare so gebrannt werden, daß sie ihre Höhlung verlieren müssen. Daß aber auf diese Weise die Höhlung der Haarröhrchen wirklich zernichtet werde, beweiset die Sprödigkeit und gar zu große Trockenheit der Haare mehr als zu deutlich.

§. 10. Wird nicht ein Haarröhrchen anfangen auszutrocknen, wenn es seiner innern Feuchtigkeit beraubt wird, welche ehedem seine Höhlung einnahm und ausfüllete? Wenn aber ein Haarröhrchen seine Feuchtigkeit einbüßt; so muß es aufhören ernährt zu werden: bekommt es nun keine Feuchtigkeit mehr; so muß es trocken werden, schwinden, und endlich ausfallen. Daß sich aber diese Umstände mit den Haaren wirklich so zutragen, wird uns vermöge der Erfahrung zu einer Wahrheit. Und sehen wir nicht, daß Haare, welche oft aufgebrannt worden sind, ihre ordentliche Farbe verlieren? und verschwindet denn wohl die Farbe der Haare aus einer andern Ursache, als wegen der gar zu großen Trockenheit, welche ihr bloß durch das viele und öftere Aufbrennen zuwege gebracht wird? In Wahrheit, ich sehe keine andre Ursache, als die nur angeführte ein, es wäre denn, daß ich blödsinnig genug wäre, eine noch weit wichtigere entdecken zu können. Aber wäre dieses wohl eine Unmöglichkeit? Ohne Scherz! Menschheit trage ich in meinem Busen genug dazu, und folglich könnte ich auch wohl, wie alle Adamskinder, Schwachheiten unterwürfig seyn.

§. 11. Je trockner die Haare werden, je mehr müssen sie zum Ausfallen geneigt seyn, folglich werden diejenigen Leute, welche ihre Haare öfters haben aufbrennen lassen, vor den Jahren ihrer Haare verlustig, und zu Kahlköpfen werden müssen. Denn da es in der Natur seinen Grund hat, daß nichts ohne Feuchtigkeit zu wachsen im Stande sey; so wird es ohne Widerspruch seyn müssen; daß alles verdorren müsse, was keine Nahrung mehr erhält. Es ist ohne Scherz eine nicht geringe Unbequemlichkeit, wenn man seiner Haupthaare verlustig wird. Wie wird man also den Kopf genugsam wider die Kälte und rauhe Luft sicher zu stellen vermögend seyn?

§. 12. Aber das Ausfallen der Haare ist nicht die einzige Ungelegenheit, welche von dem Aufbrennen entsteht. Habe ich nicht schon Meldung gethan, daß die innere Höhlung der Haarröhrchen durch das Brenneisen gänzlich zusammen gedrückt würde, so, daß keine Ausdünstung mehr durch diese Haarröhrchen von statten gehen kann? Wenn aber die unmerkliche Ausdünstung des Kopfs durch die Haarröhrchen gehindert wird, so wird sich diejenige Feuchtigkeit, welche sonst natürlicher Weise ausdünsten sollte, in dem Kopfe anhäufen, stocken, und alle diejenige Krankheit hervorbringen, welche ich der Reihe nach im 5ten Absatze erzählt habe, hier aber nochmals zu wiederholen vor überflüßig halte.

§. 13. Ich habe nur itzo im 10ten Absatze gesagt, daß das viele Aufbrennen den Haaren, die ihr sonst eigne Schönheit der Farbe zu verändern und zu benehmen pflege. Werden also nicht die Haare verstellt werden müssen, wenn ihnen ihre natürliche Farbe benommen wird? O! wie ungestallt werden nicht die schwarzen Haare aussehen, wenn ihre Spitzen den Augen eine fuchsrothe Farbe darstellen werden? Doch bey den Haaren, die man einpudert, kann dieser Fehler gar leichte mit dem Puder bedeckt werden. Aber wenn man seine Haare, ohne solche einzupudern, zu tragen gewohnt ist; so wird es allerdings ein unangenehmes Ansehen verursachen, wenn die Haare von zweyerley Farbe am Kopfe sichtbar werden. Es ist wahr, diese verbrannten, ausgetrockneten und mißfärbigen Haare sind zwar, an und vor sich selbst betrachtet keine Krankheit; gleichwohl aber können sie als eine entfernte Ursache zu alle denjenigen Ungelegenheiten, deren ich im 12ten und 5ten Absatze gedacht habe, Anlaß geben, und welche allesammt in der verhinderten Ausdünstung ihren Grund haben.

Das dritte Kapitel.

Von den
Unbequemlichkeiten, welche von dem
Einpomadiren und Einpudern der Haare
des Kopfs her zu kommen pflegen.

§. 14.

Wer in seinem leben noch kein Frauenzimmer mit eingepuderten Haaren gesehen hat, der wird vermuthlich bey Erblickung eines mit Puder weiß gemachten Frauenkopfs auf die Gedanken gerathen, daß eine solche weiße Schönheit in einer Mühle gewesen seyn müßte: Ob aber das gepuderte Weibsbild in einer Wassermühle oder in einer Windmühle gewesen wäre, würde freylich noch eine unausgemachte Sache bleiben. Indessen ist es doch eine verlachenswürdige Thorheit, daß man, um seinem Kopfe eine besondere Zierde geben zu mögen, die Haare mit Mehle bestreuet, welches doch meinem Erachten nach lieber den Armen gegeben werden sollte. Doch ich werde gleichwohl mit meinem guten Rathe diese einmal eingeschlichene Mode nicht abzubringen im Stande seyn. Wird man also nicht von selbst, ohne große Schwierigkeit, den bündigen Schluß machen: daß ich die eingepuderten Frauenzimmerköpfe durchaus nicht vertragen könnte? Ich muß nur aufrichtig seyn, und es ohne Zwang gestehen, daß ich solchen Müllermäusen von ganzem Herzen gram sey, ohne eine andre Ursache als den Puder angeben zu können. Aber werden mich nicht meine Feinde deswegen verspotten, und eigensinnig nennen? Ob sie mir aber auch damit zu viel aufbürden, mögen meine Feinde selbst entscheiden, ich mag mich in dieser Sache darum nicht selber zum Richter aufwerfen, weil es meine eigne Person betrifft. Ich dächte nun bey mir selbst, daß der Eigensinn meine Leidenschaft eben nicht wäre: Es müßte denn seyn, daß ich gar zu wenige Kenntniß meiner selbst hätte, oder wohl gar für mich allzu viele Eigenliebe besäße, und dieses kann ich von mir noch viel weniger glauben.

§. 15. Ich will diese Kleinigkeit bey Seite setzen, und mir lieber meinen Vorsatz angelegener seyn lassen, das heißt: ich will lieber von den Ungelegenheiten handeln, welche sich unsre Schönen durch das Einpomadiren und Einpudern zuwege bringen, als meine unnöthige Critik über die weißgemachten Haare des Kopfs weiter fortsetzen, weil mir mein prophetischer Geist zum voraus saget, daß ich mir durch diese Beschäftigung weiter nichts als nur eitel Feindschaft auf meine Schultern laden würde. O wie leid würde es mir seyn, wenn mir die Schönen gehäßig und abgeneigt werden sollten! Ich würde nicht wissen, was ich vor Traurigkeit anfangen sollte, ja mein Leben würde mir nicht mehr lieb seyn, so ungerne als ich solches itzo einzubüßen wünsche, denn

Welches Würmchen stirbt wohl gerne?

§. 16. Die Haare werden aus keiner andern Absicht mit Pomade fett gemacht und eingesalbet, als bloß aus dieser Ursache, damit der Puder fester auf den Haaren sitzen bleiben soll, und der Wind den Puder nicht so bald aus den Haaren jagen könne. Es sey ferne von mir, daß ich so unhöflich seyn, und es leugnen sollte, daß das artigste Geschlecht auch aus Nebenabsichten die Haare zu salben gewohnt sey. O ich weis es gar zu wohl, daß man die Pomade wohlriechend zu machen suche. Es ist mir bekannt, daß man solche mit Rosenwasser auszuwaschen, und mit Rhodiseröle und andern wohlriechenden Oelen angenehm zu machen pflege, um, damit die Schönen ihren Lieblingen eine Nasenweide durch einen angenehmen Geruch machen können. Ich wollte flugs eine Wette setzen, daß ein von Wein und Liebe taumelnder Anakreon seiner wohlriechenden Phyllis zu Gefallen alle seinen Witz anwenden und singen würde:

Weg Schnupftaback, weg Dose!

Nur der Geruch der Rose

Soll meine Nas' erfreun:

Wenn ich bey meinem Kinde

Den Duft der Nas' empfinde,

Möcht ich ein Naso seyn.

Ey wie sinnreich ist der Dichter! er wünscht eine große Nase zu haben, um recht viel riechen zu mögen. Oder steht vielleicht gar Anakreon in den Gedanken, daß eine große Nase eine ganz besondere und reizende Schönheit sey, vermöge der man sich bey den Frauenspersonen annehmlich und recht beliebt zu machen fähig würde:

Allein, mein Herr, sie irren sich.

§. 17. Ich muß es nur immer heraus sagen, denn ich kann es ohnmöglich länger auf meinem Herzen behalten, daß das sogenannte Einsalben der Haare mit Pomade nur gar zu geschickt sey, den Frauenzimmern verschiedene Unbequemlichkeiten zuzufügen. Alle Aerzte stimmen mit mir darinnen einmüthig überein, daß Fettigkeiten, wenn sie auf die Haut eines lebendigen Körpers gesalbet werden, die Schweißlöcher zu verstopfen mächtig genug sind. Wenn nun dieses eine Wahrheit ist, daran ich im mindesten nicht zweifle; so wird auch ganz gewiß die unmerkliche

Ausdünstung des Kopfs durch die Einpomadirung Schaden leiden, und folglich werden lauter solche Krankheiten hervorgebracht werden müssen, welche ihr Daseyn einzig und allein der verhinderten Ausdünstung schuldig sind, davon im 12ten u. 5ten Absatze nachgesehen werden kann.

§. 18. Aber ich kann die Schönen aufrichtig versichern, daß der Schade immer größer und ärger zu werden pflege, wenn der Puder darzu kommt. Denn die Verstopfung der Schweißlöcher wird dadurch viel stärker, und folglich werden auch die hiervon entstandenen Krankheiten weit hartnäckigter seyn. Man nehme nur Fett und ein zartes Mehl, wie der Puder ist, und vermische solches mit einander, streiche es hernach auf die Haut eines belebten Körpers, und lasse es eine Zeit lang auf derselben liegen, so wird man sehen, daß vermöge der natürlichen Wärme eine ordentliche Rinde erzeugt werden wird, dergleichen man auf den Köpfen solcher Personen anzutreffen pflegt, welche ihre Haare gepudert zu tragen gewohnt sind. Diese Rinde verstopft nicht nur die Schweißlöcher der Haut des Kopfs, und bringt alle diejenigen Ungelegenheiten zum Vorschein, derer ich im 17ten 12ten u. 5ten Abschnitte Meldung gethan habe, sondern sie verursacht auch auf den Kopfe Schuppen, welche mit einem verdrießlichen Jucken und Grimmen den Kopf beunruhigen. Ja diese von Pomade und Puder zusammengesetzte Rinde ist eine rechte Freystadt derjenigen vielfüßigen Thierchen, welche man Läuse nennt. Diese Schuppen so wohl, als diese kleinen Thierchen machen durch das beschwerliche Jucken und Grimmen, daß man sich durch ein beständiges Kratzen davon zu befreyen sucht, aber damit gleichwohl nichts, als nur eine kleine Linderung erlangt. Durch dieses beständige Kratzen nun wird die Haut des Kopfs wund gemacht, daher viele garstige Grinde auf dem Kopfe entstehen, welche meistentheils einen stinkenden Geruch von sich geben, so, daß man vor solchen Leuten natürlicher Weise einen Abscheu bekommen muß. Sehen sie nun, was das Einpomadiren und Einpudern der Haare vor Ungelegenheiten nach sich zu ziehen im Stande ist?

§. 19. Bald hätte ich noch etwas vergessen. Der Puder und die Pomade benehmen auch den Haaren ihre natürliche Farbe, und verändern selbige nur gar zu sehr. Ich habe Leute gesehen, an deren Köpfen man wohl zehn Farben von Haaren wahrnehmen konnte, zumal, wenn sie ihre Haare nicht eingepudert hatten. Daß aber diese Vielfärbigkeit der Haare von dem Puder herrühren müsse, ist eine Möglichkeit. Bernhard Ramazzin behauptet im 23sten Kapitel seines Buches von den Krankheiten der Künstler, daß die weiße Stärke eine Säure und Schärfe bey sich führete, welche fähig wäre, die Leinwand zu zerfressen. Da nun der Puder aus weißer Stärke gemacht wird; so kann man die Mißfarbe der Haare dem Puder mit gutem Fug und Rechte zuschreiben. Ich hätte fast Lust, es selbst zu glauben, daß der Puder vermöge seiner Schärfe den Haaren die natürliche Farbe raubete, und ihnen viele andre Farben zuwege brächte. Ja ich wollte wohl gar schwören, daß der Puder die Haare wegfressen und ausfallend machen könnte. Alles dieses kann um desto eher geschehen, wenn dem Puder Gips beygemischt worden ist. Daß aber solche Haare eher ausfallen, welche gepudert werden, als andre, welche nicht mit Puder überstreut worden sind, ist eine Wahrheit, für welche ich selbst zum Märtyrer zu werden, mir kein Bedenken machen würde, wenn es die Nothwendigkeit der Sache erforderte: da aber diese Wahrheit ohnedem gewiß ist; so habe ich nicht Ursache, mich in diese Lebensgefahr zu begeben. Es wird also solchen Frauenspersonen eben so ergehen, wie denen, deren ich im 11 und 12ten Abschnitte gedacht habe, und welche ihre Haare oft aufbrennen lassen.

§. 20. Ich glaube nunmehr ganz gewiß, daß aller Ausputz der Schönen nichts anders zur Absicht habe, als denen Theilen ihres liebenswürdigen Körpers eine ganz andre Gestalt und ein ganz ander Ansehen zu geben. Bestreuen wohl unsre Schönheiten ihre Haare aus einem andern Absehen mit Puder, als bloß die natürliche Farbe ihrer Haare zu verstecken? Weibsbilder, deren graue Haare eine ziemliche Zahl der Jahre verrathen, und welche sich erzürnen, wenn man sie alt nennt, pudern sich nur darum ein, damit man ihre grauen Köpfe nicht sehen möge, um sie vor jung zu halten. Von solchen beschneyeten Frauen kann man mit Herr Leßingen fragen:

Was wars, das uns entzückt gemacht?

Ein altes Weib in junger Tracht.

§. 21. Diejenigen Schönheiten, so ehedem Griechenland verehrte, Deutschland aber itzo verabscheuet, mögen es nur dem Erfinder des Puders noch im Grabe danken, daß er so besorgt vor sie gewesen ist, und vor sie ein so artiges Mittel ausfündig gemacht hat, vermöge dem sie ihren brennenden rothen Kopf verbergen können. Ich weis nicht ob ich irre, wenn ich die alten Griechen vor weit, vollkommnere Schönheitsverständige, als die Deutschen und Franzosen halte. Ich vor meine Person kann ihren Geschmack nicht tadeln, denn die Wahrheit zu sagen, so haben die rothköpfigten Frauenspersonen die schönste, zarteste und feinste Haut. Und Homer versichert uns, daß die größte Schönheit Griechenlands die schöne Helene, wegen welcher Troja in einen Steinhaufen verwandelt worden ist, einen rothen Kopf gehabt habe. Nunmehr werden sich die rothhaarigten Frauenspersonen etwas mehr, als sonst auf ihren Goldgelben Kopf einbilden, und sie haben Recht, wenn sie hochmüthig wegen desjenigen werden, welches das gelehrte Griechenland vor Zeiten als eine Schönheit gerühmt hat.

§. 22. Redete ich nicht vor kurzem von dem Einpudern? Je so will ich mich auch sogleich wieder aus meinem Irrgarten heraus machen, und ihnen nur noch etwas von dem Einpudern vorsagen. Ich mag eben meine Meynung niemanden aufdringen, welche ich von den eingepuderten Haaren habe. Doch ich will mein Geheimniß offenbaren: ich halte das Einpudern der Haare vor nichts anders, als vor eine Haarschminke, o eine wichtige Wahrheit, und ein großes Geheimniß! mit dieser Haarschminke bemüht sich das schöne Geschlechte den Kopf weiß zu machen. Aber um Verzeihung! unsre Schönheiten würden weit vernünftiger handeln, wenn sie sich angelegener seyn ließen, ihre Köpfe weißer zu machen: Doch manche Mannspersonen möchten sich auch um mehrere Weisheit bekümmern. Nunmehr, deucht mich, hätte ich genug von den weißen Köpfen geschrieben, es wird also die höchste Zeit seyn, daß ich auch der schwarzen Köpfe gedenke.

••••••••••••••••••

Das vierte Kapitel.

Von den
üblen Zufällen, welche ihren Ursprung
von dem Färben der Haare haben.

§. 23.

Einmal hat nun schon in Frankreich so wohl als in Deutschland das Vorurtheil in den Herzen beyder Landsleute so tiefe Wurzel gefaßt, und ich glaube, daß man alle Mühe verschwenden würde, wenn man diesen zweyen Nationen ihre einmal gefaßte Meynung ausreden wollte, zumal da sie solcher als einer ewigen Wahrheit anhängen, daß ein von Natur schwarzer Kopf eine recht ausnehmende Schönheit sey. Ob man aber aus einem andern Grunde, als aus einer bloßen Einbildung den schwarzen Haaren ein so großes Vorrecht zugestehe, mag ich eben nicht untersuchen: wenigstens halte ich dafür, daß die ganze Sache in nichts anders, als in einer verderbten Einbildungskraft bestehe, welche vielleicht darum die Oberhand behält, weil dieser Meynung sehr viele beypflichten, ohne daß sie sich deswegen die Mühe geben, eine genauere Untersuchung anzustellen. Ich muß also doch wohl Recht haben, wenn ich diese allzu große Hochschätzung der schwarzen Haare für ein eitles Vorurtheil ausgebe, und wenn ich denjenigen von Vorurtheilen eingenommen halte, welcher eine Sache als eine ungezweifelte Wahrheit annimmt, ohne zureichenden Grund darzu zu haben, oder angeben zu können. Ich kann mich ohnmöglich enthalten, solchen Leuten unter das Angesichte zu sagen, daß sie unbefederte Papegoye sind: gesetzt auch, daß sie dieserwegen eine Feindschaft auf mich werfen sollten. Was würde es mehr seyn, wenn ich die Anzahl meiner Feinde dadurch vermehre? Nichts, in Wahrheit nichts. Doch nein, ich irre, ich würde nur dadurch mehrere Gelegenheit über meine Feinde zu spotten bekommen: Denn

Wie werd ich mich an ihnen rächen!

Ihr ganzes Drohen schreckt mich nie:

Je schärfres Urtheil sie mir sprechen,

Je freyer spott ich über sie.

Ey! abermal ein Reimchen! wird man denken, ja ja man hat recht schön gedacht. Ich sehe es von selbst sehr wohl ein, daß ein guter Liederprediger an mir verdorben ist. O! was für Thränen würden nicht die alten Weiber vergossen haben, wenn ich ihnen solche schöne und herzbrechende Machtstoßkraftreimknittelgebetchen (ach mir will der Athem fehlen!) oft vorgesagt hätte?

§. 24. Es pflegt mit der Schönheit eben so, wie mit der Frömmigkeit zu gehen: Alle Menschen wollen schön, und niemand mag häßlich heißen. Diese Begierde nun, schöne seyn zu mögen, hat die Schönen angeflammt, sich dasjenige durch Kunst zu verschaffen, was ihnen die weise Natur versagt hat. Daher haben sie es vor gut befunden, Schwarzfärberinnen zu werden, um auf Mittel bedacht zu seyn, kraft deren sie ihre Absicht erlangen, das heißt, schwarze Köpfe bekommen möchten, um schöner zu scheinen, und eifriger von den Mannspersonen angebetet zu werden. Denn niemand läßt sich so gern Ehre erweisen, als das weibliche Geschlechte. Ich versichre, daß solches der Regel des Ovids genauer als den Zehngeboten nachzuleben besorgt sey: Daß man sich nämlich beliebt zu machen suchen müsse, wenn man geliebt zu werden wünsche: Vt ameris amabilis esto! heißt der eigentliche Grundtext des so theuern als verliebten Helden.

§. 25. Ich stehe gänzlich in der Einbildung, daß ich meinen Lesern einen Gefallen erweisen werde, wenn ich ihnen die Mittel so wohl, als auch die Art erzähle, vermöge deren sie sich über die Natur zu erheben, das heißt, sich schwarze Haare zu verschaffen fähig sind. Einige Schönheiten glauben ihrer Absicht theilhaftig zu werden, wenn sie ihre Haupthaare öfters mit einem von Bleye verfertigten Kamme auskämmten. Ich habe diese Bemühung von guten Erfolge gesehen, und ich kann es ihnen aufrichtig sagen, daß ich Frauzimmer angetroffen habe, welche saßen, und sich von ihren Bedienungen wohl über drey Stunden lang kämmen ließen, um einen schwarzen Kopf zu bekommen. Sie haben auch wirklich vor ihre Geduld und Stillehalten ein schwarzes Haar statt der Belohnung davon getragen. Das muß ich aber auch gestehen, daß die durch das Kämmen eines bleyernen Kammes zuwegegebrachten schwarzen Haare von keiner gar zu langen Dauer sind. Denn diese gemachte schwarze Farbe der Haare verliert sich wieder, wenn die Schönen unterlassen, sich ferner mit einem bleyernen Kamme zu kämmen. So viel aber kann ich auch den Schönen mit Grunde der Wahrheit sagen, daß ihnen, die auf solche Art gemachten schwarzen Haare nicht den mindesten Schaden zufügen können, wohl aber werden solche darum ihrer Gesundheit vollkommen ersprießlich seyn, weil durch das beständige kämmen die Schweißlöcher des Kopfs eröffnet werden, wodurch die so heilsame Ausdünstung der Haut des Kopfs befördert wird, kraft der sie sich von alle denjenigen Ungelegenheiten, welche ich im 17, 12 u. 5ten Absatze erzählt habe, loß zu machen vermögend sind. Würde ich also nicht ungerecht gegen das schöne Geschlecht handeln, wenn ich ihnen diese Art, die Haare schwarz zu machen, widerrathen wollte? Ich würde mich an den Schönen versündigen, wider besser Wissen verfahren, und mein ohnedem sehr zartes Gewissen selbst beleidigen; ja ich würde gar meinen geleisteten Schwur brechen, und also in das Laster des Meyneids verfallen? wofür mich Gott behüte!

§. 26. Andre Frauenzimmer machen sich eine schwarze Salbe von Pomade und gebrannten Helfenbein, oder schwarzgebrannten Mandeln, und mit dieser Vermischung pomadiren sie ihre Haare ein, damit solche schwarz scheinen möchten, in der That aber bekommen die Haare davon eine schwarze Farbe: Doch welch ein Schaden ist es! daß diese gefärbten Haare nur einige wenige Stunden dauren, und noch außer diesem diese Unbequemlichkeit verursachen, daß diese auf die Haare gebrachte schwarze Salbe bey sehr heißer Witterung und in sehr warmen Stuben flüßig werde, und nicht nur wie ein Balsam über das Angesichte zu laufen pflege, und also ein Verräther werde, daß dieser Haarschmuck nicht natürlich sey, sondern noch darzu die Kopfzeuge mit dieser schwarzen Farbe schmutzig zu machen gewohnt sey. Doch alles gienge noch wohl an, wenn nur nicht auch eben solche Beschwerlichkeiten von der schwarzen Haarsalbe ihren wesentlichen Ursprung herleiteten, welche allemal von dem Einpomadiren zu entstehen pflegen, und die ich schon im 17ten 12ten und 5ten Absatze der Ordnung nach angeführt habe. Ein Frauenzimmer ist doch ein recht wunderliches Geschöpfe, welches es sich niemals zum Verdruße seyn läßt, alles anzuwenden, um sich annehmlicher machen zu mögen. Ja sie verschwenden fast alle ihren Witz, um ein taugliches Mittel ausfündig zu machen, ihre Absicht nach Wunsche zu erlangen. O! wenn doch manchem Frauenzimmer der Ausputz und die Verbesserung ihrer Seele eben so am Herzen läge, wie die Auszierung ihres Körpers! was würde das für eine beneidenswürdige Glückseligkeit und für ein ausnehmender Vorzug seyn, welchen man ihnen billig zuzugestehen verbunden seyn würde. So aber ist es ein wahres Unglück, daß das schöne Geschlecht die Sorge für ihre Seele hinten an setzt, und bloß die Auszierung des Körpers ihr Augenmerk seyn läßt. Doch genug hiervon, ich bin eben nicht gesonnen, einen neuen Sittenlehrer vorzustellen, und mein Vorsatz ist eben nicht, gegenwärtig ein neumodisches Haus- Zucht- und Sittenbuch zu schreiben. Genug, daß es eine bekannte Wahrheit ist, daß manche Frauenzimmer die mehreste Zeit ihres Lebens an dem Nachttische, und vor dem Spiegel mit dem Ausputze ihres Körpers zuzubringen pflegen, ohne ihre Gedanken auf nothwendigere Geschäfte zu richten.

§. 27. Manche Frauenzimmer pflegen sich eine besondere Haarfarbe zuzubereiten, um deutsche Schönheiten genennt zu werden, und in Wahrheit sie sind in ihrer Erfindung nicht glücklich gewesen. Denn man muß wissen, daß die Frauenspersonen auch rauche Köpfe besitzen, welche ebenfalls vielen Witzes fähig sind: Und wer so unverschämt sey, und ihnen solchen absprechen wollte, dem würde ich diese Verwegenheit in Ewigkeit nicht vergeben, er müßte sich denn so bescheiden aufführen, und den Schönen auf den Knyen eine Abbitte leisten, alsdenn könnte ich mich noch wohl bewegen lassen, ihm vermöge meiner allgemeinen Menschenliebe zu verzeihen, um nicht wie jener Levite ungeistlich zu scheinen. Doch die Herren Leviten tragen auch Menschheit in ihrem Busen, und wohl manchmal mehr als die

Weltkinder. Doch ich mag mich mit solchen Geistern gar nicht einlassen, um mich ihres Segens nicht verlustig zu machen. Ich will vielmehr denen Schönen diejenige schwarze Farbe mittheilen, welche ihre Haare mohrschwarz zu machen im Stande ist. Es wird aber diese Haarschwärze aus einem Pfunde der grünen Schaalen von welschen Nüssen, einem halben Pfunde Galäpfeln, und eben so viel Eisenschwärze, einem Lothe Eisenvitriole, und mit sechs Pfunden Weineßige, durch gehörige Kochung zubereitet, hernach durchgeseiget, und zum Gebrauche aufbehalten. Mit dieser schwarzen Farbe nun werden die Haare angefeuchtet, und mit einem Kamme so lange wohl durchkämmt, bis alle Haare davon naß und gefärbt worden sind. Man kann auf mein Wort den Versuch damit anstellen, und ich bin gut dafür, daß man kraft dieses gebrauchten Mittels kohlschwarze Haare überkommen werde, ja ich selbst bin bey mir überzeugt, daß mir die Frauenzimmer für dieses ihnen mitgetheilte Geheimniß höchst verbunden seyn werden. Vornehmlich haben es diejenigen mir zu verdanken Ursache, welche rothe oder graue Haare haben: zumal, da sie durch diese Haarfarbe ihrem Kopfe ein ganz ander Ansehen zu geben vermögend sind. Erzeigen sie mir aber für meine gute Gesinnung keine Erkenntlichkeit; so dürfen sie mir es nicht verdenken, wenn ich sie für undankbare Geschöpfe erkläre, und zwar für solche, welche nicht nach den Regeln der Klugheit zu leben wissen. Ey! dieses würde ja den Schönen eine ewige Schande und ein sehr großer Vorwurf seyn, wodurch sie sich der ganzen Welt verächtlich machen würden. Allein mein Herz ist viel zu sehr gegen sie eingenommen, als daß ich ihnen eine solche Niederträchtigkeit, eine solche unartige Aufführung, und eine solche abgeschmackte Undankbarkeit zutrauen sollte: Nein, ich glaube vielmehr, daß ich mich niemals in dem, in meinen Gedanken von ihnen einmal gemachten guten Begriffe betrügen könne; es wäre denn, daß meine Einbildungskraft von ihrem Reize nur gar zu sehr eingenommen, und wie die Augen mancher Richter durch den Glanz des Goldes ganz verblendet worden wäre. Sehen sie, meine Schönen! so groß ist das auf sie gesetzte Vertrauen!

§. 28. Es ist wahr, die durch dieses Mittel schwarzgefärbten Haare bekommen nicht nur eine recht schöne Schwärze, und einen ganz ausnehmenden Glanz, sondern sie behalten auch die Farbe, und verlieren solche nicht: sie färben nicht ab, und beschwärzen auch die Kopfzeuge nicht, so wie die im 26sten Absatze angeführte Pomade zu thun pflegt. Ob aber auch diese Haarschwärze der Gesundheit zuträglich oder nachtheilig sey, das ist eine andre Frage. So viel als ich davon einzusehen im Stande bin, so muß ich nur immer gestehen, daß diese Haarschwärze der Gesundheit höchst schädlich sey. Man betrachte nun alle diejenigen Stücke, aus denen sie zusammengesetzt ist, wie man will, so wird man allemal, ohne daß man ein Arzt seyn darf, gar leichte einsehen können, daß dieselbe aus lauter solchen Dingen bestehe, welche theils eine zusammenziehende, theils aber auch eine ätzende Kraft besitzen. Werden also nicht die Schweißlöcher der Haut, welche sich am Kopfe befinden, durch dieses schwarzmachende Mittel zusammengezogen werden, so, daß solche nicht mehr ausdünsten können? und werden also hiervon nicht lauter solche Krankheiten entstehen, welche bloß in der gehemmten Ausdünstung ihren Grund und Ursprung haben? (§. 17. 12. und 5.) Ich dächte freylich wohl. Und da über dieses einige von diesen Mitteln ätzend sind; so müssen nothwendig die Haare davon weggefressen und ausfallend gemacht werden, folglich wird denen Schönen eben dasjenige wiederfahren, was sonst ordentlicher Weise denen zu geschehen pflegt, welche ihre Haare öfters mit einem heißen Brenneisen aufbrennen lassen, s. §. 19. 12. u. 11.

Das fünfte Kapitel.

Von denen
Beschwerungen, welche von den
Kopfzeugen entspringen.

§. 29.

Ich komme nun endlich auf den übrigen Kopf- und Haarputz der Schönen, nämlich auf die Hauben, Kopfzeuge und Blumen: denn mit allen diesen geben sie sich Mühe, sich schöner zu machen. Gewiß, es fehlt den Frauenzimmern nicht an Erfindungen, ihren Kopf auf tausend Arten zu verherrlichen, und ich kann ihnen diese Bemühung nicht übel auslegen, zumal da ich weis, daß der Kopf das vornehmste Stück des ganzen Körpers ist. Aber sollte man es denn auch glauben, daß unsre Schönheiten einen Lust- und Ziergarten auf ihren Köpfen anzulegen gewohnt wären? Mir würde es im Traume nimmermehr eingekommen seyn, daß ein Frauenzimmer ihren Witz so hoch zu treiben fähig wäre, einen Blumengarten auf ihrem Kopfe anzubauen. Und dennoch zeigt mir die Erfahrung die Möglichkeit von allem demjenigen, was ich außerdem nur für eine Fabel gehalten haben würde. Mir sind Weibsbilder vorgekommen, an welchen ich mehr Blumen als Haare erblicken konnte. Denn bey dem ersten Anblicke dieser Schönheiten wurde ich für Verwunderung fast ganz außer mich gesetzt, so, daß ich mich gleichsam vor bezaubert hielt, und glaubte, daß sich die Blumengöttinn nebst ihren Spielgesellinnen wieder auf die Welt begeben hätte. Ey! was werden denn noch endlich die Schönen auf ihren Köpfen anlegen? Wer weis, ob es ihnen nicht einmal einfallen wird, Schlösser, Städte und Vestungen auf ihre Köpfe zu bauen. Wer weis, ob sie nicht gar auf die thörichten Gedanken gerathen werden, besondere Pflanzgärten auf ihre Köpfe zu machen. Doch dieser Putz macht die Frauenspersonen mehr eitel, als ungesund. Ich werde also von diesem eitlen Putze lieber stille schweigen, zumal, da ich an solchem als ein Arzt eben keine Gelegenheit finde, welche ihrer Gesundheit einigen Schaden zuzufügen im Stande wäre. Kurz, dieser Hauptputz ist ein bloßes Spielwerk, welches aus einer überflüßigen Eitelkeit entsprungen ist, und die ganze Welt hält es ohnedem mit mir vor wahr, daß die Schönen mehr der Eitelkeit als andern Beschäftigungen zugethan sind.

§. 30. Das schöne Geschlecht ist eben so veränderlich in den Arten der Hauben und Kopfzeuge, deren es sich zu bedienen pflegt, um ihrem Haupte eine Zierde geben zu mögen, als veränderlich solches selbst in seinem Gemüthe ist. Ja die Hauben und Kopfzeuge sind bey den Schönen eben so verschiedentlich, als verschiedentlich die Neigungen derselbigen sind. Denn bald stellt ein Kopfzeug die Fliegel eines Schmetterlings oder einer Fledermaus, bald aber auch die Figur eines andern Ungeziefers vor. Ich habe

Frauenzimmer gesehen, welche Kopfzeuge trugen, die auf beyden Seiten ordentliche lange Lappen herunterhängen hatten, und man würde schwören, man erblickte ein Schiff, welches mit ausgespannten Segeln versehen wäre, wenn man eine solche Flatterschöne bey etwas windigen Wetter von weiten herkommen sieht. Manche Frauenspersonen bekleiden ihren Kopf mit einer ganz besondern Art der Kopfzeuge, welche einem großen Rade ziemlich gleich sind. Man würde sich einbilden, solche Leute wären bey lebendigem Leibe canonisirt worden, weil sie einen fast übernatürlichen Schein um ihren Kopf herum hätten. Doch es mag genug hiervon geschrieben seyn. Denn wenn ich alle Arten der Kopfzeuge mit Namen benennen, und ihre Figuren beschreiben wollte; so würde ich mich aus einer gewissen Nothwendigkeit entweder entschließen, zu den Putzmachermägdchen in die Schule zu gehen, oder wenn ich dieser Last überhoben seyn wollte, würde ich mir ein Frauenzimmerlexicon zulegen, und fleißig in solches sehen müssen. Doch da eben dieses nicht meine Beschäftigung ist, so habe ich es auch nicht nöthig, mich in diese unnöthige Weitläufigkeit einzulassen: Aber gleichwohl werde ich derjenigen Kopfzeuge Erwehnung thun, und solche etwas genauer beschreiben, welche den Schönen Anlaß, krank zu werden geben.

§. 31. Ein Kopfzeug ist eine aus weißen Flor oder Schleyer mit Spitzen besetzte, und nach der Mode verfertigte Art der Kleidung, der sich die Frauenspersonen bedienen, um den Kopf damit zu bedecken. Wie aber diese Kopfdeckel gemacht werden, kann ich darum so genau nicht wissen, weil ich solche selbst niemals mit meinen Augen habe verfertigen sehen, und nicht das mindeste von der Nehkunst verstehe. Doch ich besinne mich, einmal ein zerlegtes Kopfzeug gesehen zu haben, und wo ich nicht irre, so war es ein von weißen Kannevaß, einer Hand lang und breit gemachtes Herz, welches von innen etwas hohl, von außen aber etwas erhoben war. Dieses Herz aber pflegen die Schönen nach ihrer Redensart den Teller zu nennen. Doch so viel als ich von den Frauenputze verstehe; so glaube ich, daß dieses Herz vielleicht der Grund gewesen seyn mag, über und um welches der weiße Flor oder Schleyer, entweder mit weißen Zwirne angeneht, oder mit Stecknadeln angeheft werden muß. Betrüge ich mich nun in meiner Muthmaßung, so geschieht es gewiß aus Unwissenheit. An und um diesen mit Flor oder Schleyer überzogenen herzförmigen Teller pflegen die Schönen die Spitzen mit verschiedenen Falten anzunehen, und hernach mit oder ohne herabhängenden Flügeln zu versehen. Zuweilen schmücken sie auch, um mehrer Zierlichkeit willen, diese Kopfzeuge entweder mit goldnen, silbernen, und andern seidnen Bändern, oder mit Blumen, welche aus Gold, Silber oder Seide gesponnen worden sind. Es ist aber doch bey alle dem eine wunderbare Sache, daß die Schönheiten auch so gar Herzen auf dem Kopfe, fast so wie die Fische im Kopfe tragen. O wie gut würde es doch seyn! wenn manche Frauenzimmer zuweilen eben so stumm, wie die Fische wären: Ich versichre, sie würden sehr vieler zufälliger Uebel und harter Unglücksfälle überhoben bleiben, welche sie doch nur gemeiniglich ihrem ungezähmten Maule einzig und allein zu danken haben. Aber nun wieder auf die Kopfzeuge zu kommen. Manchmal werden auch solche Teller von Pappier gemacht, die aber doch vorher mit goldnen, silbernen und andern farbigten Zindel überzogen werden, ehe der Flor oder der Schleyer über selbige geneht wird. Die Figur dieser Teller mag wohl eben so, wie die Kopfzeuge selbst, von verschiedentlicher Gestalt seyn. Mir sind Teller zu Gesichte gekommen, welche eine eyähnliche Figur hatten. Mit einem Worte: Die Kopfzeuge werden fast alle Monate, und vielleicht auch wohl gar alle Mondwechsel verändert: Aber eben dieses ist auch die Ursache, warum man solche nicht so eigentlich abzuschildern fähig ist. Nichts ist veränderlicher als die Moden der Frauenzimmertracht, und ich wollte fast lieber sagen, daß die verschiedenen Moden der Schönen ein offenbares Zeugniß, und eine gewisse Wirkung ihres unbeständigen, veränderlichen und wankelmüthigen Gemüths wären. Denn

Das Frauenzimmer ist, wie im April das Wetter

Voll Unbeständigkeit, voll Wankelmuth wie Blatter:

Es lacht, betrübet sich, und weint, es schimpft und schmählt,

Es zürnt, verfolgt, haßt, liebt, hofft, wünscht, begehrt, und wählt.

§. 32. Aus dem 31sten Absatze wird man also gar wohl, ohne sich einer Brille bedienen zu dürfen, einsehen können, daß diese Art der Kopfzeuge, der ich nur itzo Meldung gethan habe, der Gesundheit eben nicht am zuträglichsten sey. Denn da der Teller solcher Kopfdeckel nur einer Hand lang und breit ist; so wird solcher kaum den Wirbel des Kopfs zu bedecken im Stande seyn. Wird also wohl der Kopf gehörig genug durch diesen Kopfputz wider die Kälte sowohl, als wider die Sonnenhitze verwahrt werden können? Ich zweifle. Wird aber die Kälte den Kopf angreifen; so werden die oben erwehnten Zufälle §. 28. 17. 12. und 5. nothwendiger Weise entstehen. Wird aber die Hitze der Sonne den Kopf belästigen; so werden sich die Schönen über Kopfschmerz beklagen, welcher ihnen den Schlaf zu berauben nur gar zu fähig wird. Denn mich deucht, daß es auch so gar die alten Weiber wissen, daß die Sonnenhitze, wenn sie zu heftig auf den Kopf sticht, Hauptschmerzen erzeugen könne. Aber dieses ist es nicht allein, was die Hitze der Sonne bey den Schönen zum Vorscheine bringet. Es werden auch von den Strahlen der Sonne, wenn sie den Kopf gar zu heftig brennen, rothe und entzündete Augen, Trockenheit in der innern Nasenhaut, in den Ohren, im Munde und in der Luftröhre, folglich Stockschnupfen, Krankheiten der Ohren, Harthörigkeit, kurz, nichts als solche Zufälle, welche von einer gar zu großen Verhärtung des Ohrenschmalzes, und von einer widernatürlichen Austrocknung des innern Ohrganges und des Trummelfells herzukommen pflegen, und Heiserkeit, brennende Blasen auf der Zunge, und trockner Husten, ihren Ursprung ableiten. Ich würde meinen Lesern zuwider werden, wenn ich ihnen alle diejenigen Ungelegenheit der Ordnung nach anführen wollte, welche allesammt von der Sonnenhitze ihre Erzeugung hätten. Sehen sie nun die schönen Folgen, welche von der eitlen Bemühung, nämlich von dem Putze des Haupts zu entstehen pflegen? Es ist, so wahr ich einen Geschlechtsnamen führe! eine mehr als tadelhafte Thorheit, wenn die Schönen darum hoffärtig werden, um den Aerzten in die Hände zu fallen. Es trifft also wohl recht ein, daß sich der Fall gemeiniglich nach der Hoffahrt einzustellen pflege. Mir wird es wohl schwerlich jemand aus dem Kopfe bringen, daß ich nicht das schöne Geschlechte, in Ansehung ihres Putzes, vor eine recht eitle und thörichte Art von Menschen halten sollte. Das ist freylich eine Wahrheit, welche den Schönheiten höchst unangenehm zu vernehmen seyn wird. Aber wird sie deswegen zu einer Lügen werden, weil man sie mit Verdruß anzuhören gewohnt ist? Nimmermehr. Wer das Glück hat, das artigste Geschlecht so genau, wie ich zu kennen, der wird mit mir in Betrachtung dieser Wahrheit einstimmig seyn. Es wäre denn, daß die Macht der Schönen sein Herz gar zu sehr übermannet, ihn aller seiner Sinnen beraubet, und ihm die Zunge, um der Wahrheit kein Recht wiederfahren zu lassen, gänzlich gelähmet hätte.

§. 33. Ich habe mich wohl recht wie eine Fledermaus in die Haare und in den Kopf der Schönen verwickelt. O! wie gut ist es doch, daß ich einmal so glücklich habe seyn können, denen Schönen in die Haare zu gerathen. Ob ich ihnen aber damit auch viel Weh gethan haben werde, werden sie am besten wissen. Nimmermehr wird sich ein Peruckenmacher so lange mit den Haaren und Kopfe beschäftigen, als ich gethan habe. Aber itzo will ich mir auch alle Mühe geben mich mit Ehren wiederum aus den Haaren der Schönen, wie ein Seidenwurm aus seinem eigenen Gespinnste, zu entwickeln, ohne, daß sie bey meiner Entwicklung um ein einziges Härchen kommen sollen. Doch daß ich es kurz heraus sage: ich will hiermit meinen Abschnitt von den Krankheiten, welche von dem Haarputze und Hauptschmucke herzukommen pflegen, auf das feyerlichste geendiget haben.

Der zweyte Abschnitt.

Von den

Krankheiten, welche von der Verschönerung des Angesichts ihren Ursprung haben.

Das erste Kapitel.

Von den Ungelegenheiten, welche
von den sogenannten Muschen oder Schminkfleckchen
zu entstehen pflegen.

§. 34.

Nichts liegt wohl den Frauenzimmern mehr am Herzen, als die Sorge, ihrem Angesichte eine reizende Schönheit zu verschaffen. Sie haben unzählige Mittel, deren sie sich zu bedienen pflegen, um ihren Zweck glücklich erreichen zu mögen. Doch ihre Bemühung ist eben so tadelhaft nicht, als sie manchem wohl scheinet. Denn wenn man die Schönheit des Angesichts auf der rechten Seite betrachtet; so ist sie ein ordentliches Gewehr und Waffen, deren sich die Frauenspersonen mit einer ganz ausnehmenden und ihrem Geschlechte eigenen Klugheit gegen die Männer zu gebrauchen wissen, um über die Herzen derselben den Sieg zu erhalten, und sich die Mannsbilder ihnen dienstbar zu machen. Der weise Anakreon schreibt in seiner andern Ode, so wie ich es gerne höre. Ich werde die Ehre haben, ihnen die Nachahmung mitzutheilen, und hier ist sie:

Wie sorgt die gütige Natur
Für eine jede Kreatur!
Sie schenkt den Menschen und den Thieren
Ein ihrem Wesen dienlich Gut:
Dem Löwen gab sie Stärk und Muth
Und Hörner schenkte sie den Stieren.

Sie lehrt den Fisch im Wasser gehn,
Den Vogel sich zur Luft erhöhn:
Dem Hasen giebt sie schnelle Füße
Womit er sich erretten kann:
Mit Klugheit waffnet sie den Mann,
Und zeigt, wie er sie brauchen müsse.

Was blieb vors weibliche Geschlecht?
Auch hier war sie nicht ungerecht;
Ihm schenkte sie statt jener Gaben

Der Schönheit: Und gebraucht es die;

So fehlt ihm Sieg und Stärke nie.

Was will es andre Waffen haben?

§. 35. Doch es ist zu beklagen, daß die Schönen durch alle ihre Kunst dasjenige in Ewigkeit nicht erhalten werden, was ihnen die Natur einmal versagt hat. Die Schönheit ist eigentlich diejenige gewisse Vollkommenheit des Körpers, die vermöge unserer äußern Sinne empfunden werden muß. Gesetzt aber, die Natur hätte diese Vollkommenheit bey dieser oder jener Person vergessen; so wird man allen Fleiß vergebens anwenden, sich solche durch Kunst eigen zu machen, wenn man auch gleich tausend Mittel zur Hand nehmen wollte. Denn der müßte gewiß entweder ohne Gehirne gebohren worden seyn, oder doch wenigstens alle seinen Verstand eingebüßt haben, welcher diejenige Person vor eine Schönheit halten wollte, bey der die regelmäßige Verhältniß der äußern Theile des ganzen Körpers gegen einander fehlete, und bey der die sonst gewöhnliche und ordentliche Stellung aller äußerlichen Theile nicht ihre Richtigkeit hätte: Da doch diese Stücke das rechte Wesen und den wahren Grund der Schönheit einzig und allein ausmachen müssen. Ich läugne aber deswegen noch lange nicht, daß nicht auch eine angenehme Gesichtsfarbe, die nach meinem Geschmacke weder zu feuerroth, noch allzu weiß wie eine Gipsstatue, sondern blaßroth und lebhaft seyn muß, eine Zärtlichkeit der Haut, und ein sanftes, fast unvermerktes Zucken der Muskeln im Angesichte, welches eigentlich die Gesichtszüge und Minen auszudrücken geschickt ist, zu der Schönheit, als wesentliche und unentbehrliche Stücke gehören sollten. O nein! ich weis es gar zu gut, daß eine zarte Haut, dessen Zärtlichkeit aus nichts andern, als aus einer überaus künstlichen Zusammenfügung sehr kleiner und zarter Scheibchen besteht, vermögend sey, unsern Augen ein fast himmlisches Vergnügen zu machen, unsere Herzen in Flammen zu setzen, und in unserer Seele tausend Vorstellungen hervorzubringen, die mit einer artigen Abwechslung von einander entgegen gesetzten Leidenschaften vermischt sind, und die deutlicher empfunden, als beschrieben werden können. Ich dürfte mich fast über den thörichten Stolz mancher Schönen, welchen sie, ihrer Schönheit wegen an sich blicken lassen, in ein Hohngelächter auslassen, zumal da sie so gar viel Eitelkeit besitzen, und sich zuweilen über die Maaßen viel auf ihre vergängliche Angesichtsschönheit einbilden. Aber man sage mir doch nur einmal, besteht nicht eben die Schönheit bloß in einer verwirrten Vorstellung? gründet sie sich nicht auf eine seltsame Zusammenfügung der kleinen und zarten Scheibchen der Haut, auf eine anständige und reizende Vermischung der weißen und rothen Farbe? und endlich auf ein fast kaum merkliches Ziehen der Angesichtsmuskeln? Bedenken sie doch nur einmal, meine Schönen, so was Elendes und Eingebildetes ist es, auf dessen kurzen

Besitz sie so närrisch hochmüthig zu werden geneigt sind, und welches sie habhaft zu werden mit der größten Begierde suchen, und mit dem heftigsten Verlangen wünschen. Ich sollte meynen, sie müßten nunmehr mit mir selbst, mir zu Gefallen, und blos zur Gesellschaft über ihre eigene Thorheit lachen? Ey machen sie doch sowohl sich, als mir die Freude, und lachen recht sehr! wollen sie? ich bitte.

§. 36. Um sich den so vergänglichen Schatz der Angesichtsschönheit eigenthümlich machen zu mögen, sind die Schönen aus einer bloßen Einbildung, und aus einem mehr als verkehrten Vorurtheile auf den tollen Gedanken gerathen, ihr Angesicht mit kleinen schwarzen Fleckchen, welche theils ganz runde, theils aber halbrunde Figuren vorstellen, und Schminkpflästerchen oder Muschen genennt werden, zu bekleben. Vielleicht haben die Frauenzimmer sich darum die schwarze Farbe zu ihren Schminkfleckchen erwählt, damit durch solche die Farbe des Angesichts desto besser erhöht werden soll. Zuweilen legen sie sich nur eines, zuweilen aber auch mehrere Pflästerchen in das Angesichte. Solche befleckte Schönheiten tragen beynahe das ganze himmlische Weltheer und das natürliche tychonische Weltsystem in ihrem Gesichte; ja sie sehen fast eben so bunt wie eine Elster aus: vielleicht aber geschieht dieses wegen der großen Verwandschaft, welche sie in Betrachtung ihrer Schwatzhaftigkeit mit diesen Thieren gemein haben. Doch ich will kraft diesem auf das feyerlichste um Verzeihung gebeten haben, wenn ich den Schönen etwa damit zu viel gethan, oder ihnen zu nahe getreten haben sollte! Vielleicht werde ich ihre Absicht besser errathen, warum die Schönen ihr Angesicht mit schwarzen Fleckchen zu bepflastern pflegen, wenn ich sage: daß sie dieses darum zu thun gewohnt wären, um dadurch ihr Angesichte zu verschönern, ihre Angesichtsfarbe mehr zu erheben, und in die Augen fallender zu machen, und die im Angesichte aufgeschoßten Blätterchen zu bedecken und zu verbergen. Ist es nicht wahr? Aber sie werden mir es auch nicht ungütig nehmen, wenn ich mich unterstehe, ohne den geringsten Scheu vor der Wahrheit zu tragen, ihnen offenherzig zu versichern, daß ihre eitle Bemühung schöner zu scheinen, als sie natürlicher Weise sind, eine ganz unnatürliche und sehr gezwungne Sache sey. In der That, ein oder etliche ausgefahrne Blätterchen im Angesichte sind lange nicht vermögend, ihre angebohrne Schönheit zu vermindern, wenn nur sonst die Natur gerecht und gütig genug gegen sie gehandelt hat, das heißt, die regelmäßige Verhältniß aller äußerlichen Theile gegen einander, und die ordentliche Stellung der Glieder an den Schönen zu beobachten, befließen genug gewesen ist. Man kann schon andere und bessere Mittel gebrauchen, dieser im Angesichte stehender Blätterchen loß zu werden, ohne sich solcher schwarzen Fleckchen bedienen zu dürfen. Doch wenn die Frauenspersonen die Absicht einzig und allein zu ihrem

Grunde haben, die im Angesichte hervorgesprossenen Blätterchen vermöge dieser Schminkläppchen zu verbergen; so kann man ihnen diese Muschen im Angesichte zu tragen noch ganz wol Erlaubniß und Ablaß geben.

§. 37. Diese Schminkpflästerchen nun werden meines Wissens, aus schwarzen seidenen Taffent verfertiget, über welchen man aufgelösetes Gummi streichet, wenn aber dieses auf dem Taffent trocken geworden ist, so werden diese Muschen mit einem scharffen besonders hierzu gemachten Ausstecheisen, welches bald eine zirkelrunde bald aber eine halbzirkelrunde Figur vorstellet, ausgestochen. Man muß aber doch auch wissen, daß es große, mittlere und kleine Schminkpflästerchen gebe, um solche auch bey verschiedenen Mängeln und Flecken des Angesichts in Gebrauch nehmen zu mögen.

§. 38. Nunmehr sollte ich auch etwas von dem Schaden sagen, welchen die Schminkpflästerchen der Gesundheit zufügen könnten. Aber ich muß hier meine Unwissenheit aufrichtig gestehen, daß ich eben keinen besondern Schaden einzusehen und anzugeben fähig bin, welcher auch nur einiger maaßen der guten Gesundheit nachtheilig und überlästig seyn könnte. Es müßte denn etwa dieser Schade seyn, daß die mit Gummi überzogenen Fleckchen, die wenigen Schweißlöcher, über die solche gelegt worden sind, zuklebeten. Aber da, nur einige wenige Muschen in das Angesichte gelegt werden; so wird auch die unmerkliche Ausdünstung eben dadurch nicht unterdrückt werden, und Ungelegenheit verursachen können. Ich würde es nothwendiger Weise zugeben müssen, daß Krankheiten von den aufgelegten Muschen zum Vorscheine kommen könnten, wenn das ganze Angesicht mit nichts als Schminkpflästerchen, so wie mit einer Larve belegt worden wäre: Freylich würden alsdenn lauter solche Zufälle ihren Ursprung nehmen müssen, die ihr wahres Daseyn der verhinderten unmerklichen Ausdünstung schuldig sind, s. §. 32. 28. 17. 12. und 5. und so würde ich mich nicht wundern dürfen, wenn krebsartige und fressende Geschwüre entstünden. Kurz, diese Schminkfleckchen sind mehr vor einen eitlen und aberwitzigen Angesichtsputz, als vor ein Mittel zu halten, welches der Gesundheit durch Zufügung einigen Unheils Eintrag zu thun vermögend seyn könnte. Es würde ein großes Unglück seyn, wenn alle närrische Erfindungen und Eitelkeiten zugleich neue Gelegenheit, krank zu werden, geben sollten: und so ist es auch noch lange die Folge nicht, daß alle Arten der Verschönerung des Angesichts schädlich werden müßten, wenn auch gleich einige fähig sind, Unbequemlichkeiten einzuführen, und Schaden anzurichten. Wer aber auch so schließen wollte, der würde eben einen solchen Schluß machen, wie die alte Frau Barbara ordentlicher Weise bey dem Spinnrade sonst zu machen gewohnt ist.

Das zweyte Kapitel.

Von den Beschwerlichkeiten, welche von der rothen Schminke des Angesichts erzeugt werden.

§. 39.

Da ich den Vorsatz gefaßt habe, von der rothen Schminke des Angesichts, und von der hiervon zu entstehenden Schädlichkeit zu schreiben; so sollte es mir hier nicht an Gelegenheit mangeln, zumal wenn ich in das Alterthum zurück gehen wollte, von der dazumal gewöhnlichen rothen Angesichtsschminke vieles zu reden. Hier könnte ich von dem Ursprunge und von dem Gebrauche der rothen Schminke handeln, und wenn ich es sonst vor gut befände, eine eigene Abhandlung davon aufsetzen: Allein da eben dieses eigentlich nicht zu meiner Sache gehört; so sehe ich nicht ein, warum ich mich, ohne Grund zu haben, in überflüßige und critische Weitläuftigkeiten einlassen soll. So viel aber kann ich doch nicht unberührt lassen, daß die rothe Schminke bey den Griechen sowohl als Römern in den Schauspielen gebraucht wurde, und daß gemeiniglich diejenigen Personen ihre Angesichter roth zu färben gewohnt gewesen sind, welche diese oder jene Geschichte auf dem Schauplatze vor dem Volke vorstellten. Die wahre Absicht, warum solche Leute ihre Angesichter roth schminkten, mag wohl allem Vermuthen nach diese gewesen seyn, sich nämlich denen Zuschauern unkenntlich zu machen, oder auch wohl ihren Angesichtern durch solche rothe Schminke eine reizendere Schönheit geben zu mögen, um die Augen der Anwesenden mehr auf sich zu reizen, theils von ihnen bewundert, theils aber auch geliebt zu werden. Wider die Möglichkeit streitet es im geringsten nicht, daß sich nicht einige Zuschauer in eine solche roth gemahlte Schönheit verliebt haben sollten. Denn da dieses noch heut zu Tage geschieht, warum sollte es auch vor alten Zeiten nicht eben so vorgefallen seyn. Auch noch zu unsern Zeiten wird die rothe Angesichtsschminke von den Schauspielerinnen, welche man Komödiantinnen und Operistinnen nennt, auf dem Theater gebraucht, um sich lebhafter und schöner im Angesichte zu machen. Ich bin nun schon einmal des guten Glaubens: daß auch andre Frauenzimmer denen Theaterschönen nachgeahmet sind, und um mehr geliebt und verehrt zu werden, sich ebenfalls dieser rothen Schminke bedient haben. Die Erfahrung bestätiget meine Meynung, und die Bücher der alten Dichter beweisen es zur Genüge, daß ich wiederum Recht habe. Man wird es nunmehr zu begreifen im Stande seyn, daß die Mode, das Angesichte roth zu schminken, von den Schauspielen der Alten seinen Ursprung genommen habe, noch heutiges Tages bey den Theaterschönheiten üblich, und nachher von andern Frauenzimmern zum Gebrauch angewendet worden sey. Die

Farbe aber, der sich die Alten, um damit ihre Angesichter roth zu schminken, bedient haben, soll nach dem Zeugniß der Alterthumsverständigen Critiker die Meerschnecke gewesen seyn. Ich will dieses eben nicht gänzlich in Abrede seyn, doch halte ich auch dafür, so viel freyen Willen zu haben, auch glauben zu mögen, daß das Alterthum auch wohl andere rothe Farben, um sich schminken zu können, gebraucht haben müsse. Doch ich mag eben keine unnöthige Untersuchung anstellen, was es eigentlich vor Farben gewesen sind, die die Alten, um ihre Angesichter roth zu färben, genommen haben. Meinetwegen kann es Menge, Kermeskörner oder Koccionille gewesen seyn, genug, daß es eine rothe Schminke gewesen ist, die dazumal den Leuten gefallen haben muß, und die reizend genug gewesen seyn mag, daß man von einer solchen rothgemahlten Schönheit hat bezaubert werden können, ohne andre abergläubische Mittel zu Hülfe nehmen zu dürfen.

§. 40. Es ist, bey meiner Ehre, ein mehr als strafbarer Fehler, welcher sich einzig auf die Menschheit gründet, daß man niemals mit denjenigen Leibesgaben vergnügt zu seyn pflegt, welche uns doch die Weisheit und Vorsicht der gütigen Natur aus erheblichen Ursachen beschieden hat. Aber auch eben diesen Fehler wird man am allermeisten bey den Frauenzimmern antreffen, vielleicht aber bloß darum, weil sie mehr Menschheit als andre an sich haben, und ich wollte es fast lieber, aus eben diesem Grunde, doch zwar nur zum Scherze, selbst glauben, daß die Schönen darum mehr menschlich wären, weil die unbenabelte alte Frau Eva von dem ersten Menschen, nicht aber wie Adam, aus Erde gemacht worden ist. Ihre Töchter sind noch eben so, wie ihre Urmutter geartet: Jene wollte mit ihrer Vollkommenheit nicht zufrieden seyn, ihre eitle Begierde, noch vollkommner zu werden, brachte sie zum Falle, und stürzte sie in das Elend, und ihre Töchter, so gleiche Unart und gleiche Neigung mit ihrer Stammmutter in ihren Adern nähren, bestreben sich äußerst, immer vollkommner zu werden, ob sie sich gleich durch ihre Bemühung nur mehr Unvollkommenheit und Unglück auf die Achseln laden. Aber eben das mag auch die wahre Ursache seyn, warum blasse Frauenzimmer roth von Angesichte aussehen, die rothen aber sich eine Blaßheit des Angesichts zuwege bringen wollen. So geht es auf der Welt! alte Weiber wollen nicht alt, junge Schöne nicht jung heißen. Aber warum? ich will es so gleich sagen: Weil die jungen zu lieben anfangen, die alten aber noch lieben, und beyde geliebt zu werden wünschen. Bloß also ihren Liebhabern gefallen zu mögen, bemüht sich die rothe Schöne sich blaß zu machen, die blaße aber färbt sich roth. Nimmermehr, wird eine rothgemahlte Schönheit mich zu reizen, und mich durch ihre rothgeschminkte Backen, so wie die rothen Ebischbeeren die Gramsvögel in ihre Schlinge zu locken, vermögend seyn. Mir gefallen solche Theaterschönheiten und rothgefärbte Drechslerpüppchen durchaus nicht. Nicht aber etwa darum, weil sie nicht natürliche, sondern fremde Farben haben, auch nicht darum, weil ich die rothe Schminke vor die schlechteste und niederträchtigste Art, sich im

Angesichte zu verschönern, halte. Nein, sondern bloß darum, weil ich bey solchen rothgemahlten Gesichtern auch ein geschminktes, das heißt, ein falsches Herz vermuthe, ein Mißtrauen auf ihre Tugend und Keuschheit setze, und damit ich den rechten Titel gebrauche, weil ich solche rothgefärbte Schönen auf gut deutsch vor Huren halte. Ich habe nicht geschimpft, sondern nur die Wahrheit gesagt, folglich darf ich mich keines Injurienprocesses befürchten. Denn ich bin Bürge dafür, daß keine geschminkte Schöne sich dieses zu Gemüthe ziehen werde, weil ich versichert bin, daß es in Ewigkeit keine zu gestehen gewohnt sey, daß sie sich im Angesichte roth zu mahlen pflege. Gewiß, solche rothgemahlte Schönheiten werden einen viel größern Verstand von sich blicken lassen, als manche Mannsperson, welche sich klug zu seyn dünket. Ich werde ihre Klugheit zu rühmen wissen, wenn sie mich und meine Schrift nicht sogleich zum Feuer verdammen. O! wenn alle satyrische Schriften und Strafpredigten verbrannt werden sollten, in denen man sich getroffen und abgeschildert findet; so würde die Welt gar bald in Brand gesteckt werden. Bleibet bey euren guten Gedanken, und

Seyd klüger als wie jener Pfaffe,

Wenn euch ein Sinngedichte sticht:

Seyd nicht so tumm als wie der Affe

Der gleich das Spiegelglas zerbricht,

So ihm sein wahres Bildniß zeiget:

Klug ist, wer fühlt, sich bessert, schweiget.

Aber im rechten Ernste, solche Frauenzimmer, welche sich roth färben, sind warhafte Huren, und ich wollte gleich schwören, daß sie nichts anders wären. Denn hätte eine redliche Frau nicht die Absicht, mehr Männern zu gefallen, so würde sie sich es auch nicht haben in Sinn kommen lassen, ihr Angesichte zu schminken, sondern sie würde mit ihrer natürlichen Farbe, welche doch allemal die schönste ist, und ihrem Manne, wenn er anders kein Narr wäre, gefallen müßte, vollkommen vergnügt seyn: und ich würde eine Wittwe und Jungfrau vor aussätzig an ihrer Tugend halten, die sich, um viele Verehrer zu haben, in ihren Angesichtern roth schminken wollten. Gesetzt aber, daß es eine oder die andere thäte, gewiß, so würde niemand so beredt seyn, es mir auszureden; daß ich nicht feste glauben sollte, eine solche müßte sich ihres eignen Fleisches nähren. Denn was hätte sie außerdem Ursache, ihr Angesicht roth zu mahlen, zumal da diese Beschäftigung eine der größten Thorheiten ist. Aber um der Wahrheit das Recht zu erweisen, werden mir diejenigen alle, so ihre fünf Sinne zu brauchen wissen, gutwillig eingestehen, daß diese Art der Schminke die armseligste und pöbelhafteste sey, und bey denen ein sehr niederträchtiges Gemüthe verrathe, die sich einfallen lassen, sich solcher Schminke zu bedienen. Nur diese rothe Theaterschminke pflegt so gar den Unwissendsten in die Augen zu leuchten, so, daß sie bey sich selbst denken müssen, diese rothe Angesichtsfarbe sey unnatürlich und geschminkt.

Man hat wohl mehrmals gesehen, daß sich ein rothgeschminktes Angesicht durch einen unverhoft hervorgebrochenen Schweiß, welcher über die Stirne und Backen geronnen ist, geoffenbaret, und sich andern zum Gelächter gemacht habe: Ja man sieht augenscheinlich die weiße Haut vorleuchten, wenn der Schweiß die rothe Farbe abgewaschen hat. Ein solches Angesicht kommt mir eben so vor, wie eine weiße Wand, über die man eine rothe Farbe gestrichen hat, welche aber von dem Regen hier und da abgewaschen worden ist, und weiße Flecke zu ihrer Schande zeigen muß.

§. 41. Das Schminken ist eine Kunst, vermöge gewisser Mittel die Farbe der Haut zu ändern, selbige schön zu machen, und solche schön zu erhalten. Die Farbe der Haut wird entweder durch blaßmachende, oder rothmachende Mittel verändert. Dasjenige Mittel nun, welches geschickt ist, der Haut ein rothes Ansehen zu geben, und welches heut zu Tage gewöhnlich gebraucht wird, heißt Rosentuch, vielleicht weil dieses Tuch der Farbe einer rothen Sammetrose ziemlich nahe kömmt. Dieses eigentlich sogenannte Rosentuch ist nichts anders, als etwas starke rothgefärbte Leinwand, welche ihre rothe Farbe, entweder von der Koccionille, Kermeskörnern, oder auch von Fernebocke, dem durch eine besondere Kunst so eine hochrothe rosengleiche Farbe gegeben worden ist, bekommen hat. Mit dieser rothgefärbten Leinwand färben die Frauenzimmer ihre Wangen, und mahlen sich das Angesicht damit roth: doch muß dieses Rosentuch vorher in Lindenblüthwasser eingetaucht und feuchte gemacht werden, denn außerdem färbet das Rosentuch nicht ab. Einige nehmen guten florentinischen Lack, streichen solchen auf ein Stückchen Scharlachtuch und reiben die Haut des Angesichts damit. Besser aber thut man, wenn man kermesinrothes türkisches wöllnes Garn nimmt, selbiges sehr klein hacket, durch ein Haarsieb siebet, und in ein sehr zartes Pulver verwandelt, hernach aber auf ein Stückchen Scharlachtuch streuet, und die Backen damit reibet. Dieses Mittel ist fähig genug, ein recht unvergleichlich schönes und rothes Gesichte zuwege zu bringen. Andere bemahlen sich mit Karmin, und wiederum andere bemühen sich, die Farbe ihrer Wangen und Lippen mit Zinnober zu erhöhen.

§. 42. Nunmehr will ich endlich den Schaden anzeigen, den sich diejenigen Frauenspersonen zuziehen, welche so närrisch sind, ihr Angesicht roth zu färben. Ich habe nur itzo im 41sten Absatze gesagt, daß das Angesichte mit denen Läppchen stark gerieben werden müsse, wenn daß Angesicht roth geschminket werden soll. Da aber durch das starke Reiben die Haut des

Angesichts sehr gereizt, angespannt, und dichte gemacht wird, und allemal auf eine starke Anspannung eine der angespannten Haut gemäße Erschlaffung zu erfolgen pflegt; so wird man, wenn man anders Verstand hat, sehr deutlich einsehen können, daß eine solche geschminkte Schönheit vor den Jahren alt werden und Runzeln bekommen müsse. Aber dieses ist noch lange nicht der Lohn, welchen solche Theaterpüppchen vor ihre Schminke empfangen: Auch außer den Runzeln bekommen sie eine gelbe, garstige und grobe Haut, so, daß sie zu einem wahren Scheusal der Männer, und zu einem wirksamen Gegenmittel wider das aufsteigende Fleisch werden. Es werden auch die Schweißlöcher der Haut des Angesichts von dieser rothen Schminke zugeklebt und verstopft, folglich wird die so heilsame Ausdünstung verhindert werden müssen, und also werden alle diejenigen Umstände entspringen, welche von der unmerklichen Ausdämpfung des Angesichts natürlicher Weise zu entstehen pflegen s. §. 38. 32. 28. 17. 12. und 5. Da nun, wie ich nur itzo erweislich gemacht habe, eine geschminkte Haut nicht so, wie es sich geziemt, ausdünstet; so müssen freylich daher im Angesichte Finnen, Schwindflechten, und Sonnensprossen entstehen. Diejenigen Frauenspersonen, welche sich diese Thorheit haben einnehmen lassen, ihre Wangen und Lippen mit Zinnober zu färben, bekommen gemeiniglich den Krebs an dem Munde, und faules Zahnfleisch, wackelnde Zähne, einen stinkenden Athem und triefende Augen. Denn das im Zinnober versteckte Quecksilber dringt in die Thränendrüse so wohl, als in diejenigen Drüsen, welche von D. Meibomen den Namen bekommen haben, und erweitert deren Gänge, so, daß solche hernach ihre Narrheit, und den Verlust ihrer Gesundheit mit einem beschwerlichen Schwären der Augenlieder, und beständigen Thränen der Augen ohne Aufhören beweinen müssen (*). Schöner Lohn für eure rothe Schminke!

§. 43. Wenn die Frauenspersonen, welche Belieben an einem rothen Angesichte tragen, und gerne roth auszusehen wünschen, meinem Rathe folgen wollten, so würden sie vernünftiger handeln, zumal, wenn sie sich lieber mit innern Mitteln von einem verständigen Arzte eine lebhafte rothe Farbe des Angesichts zuwege bringen ließen, und sich nicht selbst und ihrem Körper durch solche schädliche äußerliche Hülfsmittel so viel Unheil und Häßlichkeit zufügten und ungesund machten, nicht ihren Nebenmenschen, über sie zu spotten, und sich zu ärgern Gelegenheit gäben, nicht ihren Schöpfer zum Zorne reizten, und sich seiner Gnade verlustig machten. Ein geschminktes Angesicht soll darum das Angesicht GOttes nicht schauen, weil es durch die Schminke andre gereizt und entzündet, und ihnen Anlaß zu sündigen gegeben hat.

(*) *Platner* de morbis ex immunditie. §. 16.

Das dritte Kapitel.

Von den
üblen Zufällen, welche von der blaßmachenden
Schminke des Angesichts herkommen.

§. 44.

Alle Schönheitsverständige geben mir noch heutiges Tages einen allgemeinen Beyfall, daß die blasse Angesichtsfarbe eine ganz ausnehmende und bezaubernde Schönheit sey, so, daß solche ihrer Annehmlichkeit wegen so gar den Titel der adlichen Farbe erhalten hat. Ich gestehe der blassen Angesichtsfarbe auch ganz gerne, ohne Zwang, nach meinem Geschmacke dieses Vorrecht zu, wenn nur die blasse Angesichtsfarbe nicht gar zu weiß, so wie ein von Gipse gegossenes Bild ist: Denn diese hat allemal eine kränkliche Beschaffenheit des Körpers zum Grunde, und ist eine reiche Quelle unzählbarer Krankheiten. Jene angenehme Blaßheit des Angesichts hingegen ist ein offenbares Zeichen eines vollkommen gesunden Körpers. Beynahe alles Frauenzimmer wünscht sich diese adliche Farbe eigenthümlich zu machen, um adlich scheinen zu mögen. Ich lobe ihren guten Willen, und ich würde solchen noch mehr loben, wenn sie nach der adlichen Tugend eben so, wie nach der Farbe strebeten. Ich würde offenbar wider mein eigenes und besseres Wissen handeln, wenn ich so unartig seyn, und es läugnen wollte, daß es eine Unmöglichkeit wäre, seinen Körper so zu ändern, daß er geschickt würde, eine Blaßheit im Angesicht hervorzubringen. O! es ist mir gar zu wohl wissend, daß man durch gewisse Hülfsmittel, welche man theils äußerlich, theils aber auch innerlich im Gebrauch zu nehmen pflegt, und durch eine besondere Lebensordnung, die man in den so genannten sechs nicht natürlichen Dingen zu beobachten nöthig hat, dem Angesichte diese reizende Blaßheit zuwege zu bringen im Stande sey, ohne, daß dadurch der Gesundheit das geringste Uebel zugefügt werde. Aber von dieser Art der Blaßheit soll hier nicht die Rede seyn. Wer aber begierig ist, solche genauer kennen zu lernen, der darf nur meine Abhandlung von der blassen Angesichtsfarbe nachzulesen belieben. Ich versichre, daß diese ihrer Neubegierde eine Genüge thun wird. Gegenwärtig aber ist nur mein Vorsatz, von derjenigen blassen Angesichtsfarbe zu handeln, welche ordentlicher Weise der guten Gesundheit viel Nachtheil zu bringen fähig ist.

§. 45. Die Blaßheit des Angesichts ist eine gewisse Beschaffenheit der Haut, welche keine rothe Farbe sichtbar zu machen vermögend ist. Was nun diese Beschaffenheit der Haut hervorbringen soll, das muß geschickt seyn, den Fäserchen der Haut ein stärkeres Vermögen zuzufügen, das in den zarten Blutgefäßchen des Angesichts befindliche Blut, kraft einer lebhaftern Zusammenziehung der Fäserchen nach den innern Theilen stoßen zu können. Die Mittel aber, welche diese Tugend besitzen, nennt man stärkende oder blaßmachende Mittel, und diese werden sowohl von außen, als auch von innen, um seine Absicht zu erlangen, angewendet. Aber auch dieses sind zum Theil schädliche, zum Theil aber auch unschädliche und heilsame Mittel. Was es aber für Mittel sind, und was man hierbey für eine Lebensordnung brauchen müsse, um diese gesunde blasse Angesichtsfarbe zu erlangen, wird die oben im 44sten Absatze angeführte Abhandlung ausführlicher lehren. Voritzo will ich nur derjenigen Mittel Erwähnung thun, welche zwar eine Blaßheit des Angesichts zu machen kräftig und wirksam genug sind, aber, die auch zugleich Gelegenheit geben, krank zu werden.

§. 46. Um nun eine blasse Angesichtsfarbe zu bekommen, bedienen sich die Frauenzimmer zuweilen der sogenannten Jungfermilch, welche aber nichts anders ist, als Silberglätteßig, der durch zugesetzte und aufgelöste rohe Alaune eine milchähnliche Farbe bekommen hat. Mit dieser Milch pflegen die Schönen ihre Angesichter öfters zu waschen, und glauben dadurch ihres Wunsches theilhaft zu werden. Es ist wahr, sie erhalten ihre Absicht, aber auch zu ihrem größten Verluste. Andre im Gegentheil nehmen nur gemeinen Bleyzuckereßig, oder Silberglätteßig zu eben dieser Absicht. Ja es giebt Personen, welche in Bohnenblütwasser, oder in einem andern ihrem Zwecke gemäßen abgezogenen Wasser, Bleyzucker, weißen Vitriol oder Alaune auflösen, und statt eines Waschwassers brauchen: zuweilen gießen sie auch Benzoestinctur, und Ochsengallenessenz oder Myrrhenessenz hinzu. Und wiederum andere sind gewohnt, Wegebreitwasser zu nehmen, darinnen sie aber vorher einen glüend gemachten Stahl öfters haben abkühlen, und diesem Wasser hernach entweder Bleyzuckereßig oder Jungfernmilch beymischen, oder Alaune, weißen Vitriol oder Bleyzucker zusetzen lassen, um zu ihrem Waschwasser zu gebrauchen. Noch andere sind sogar auf den rasenden Gedanken gerathen, und haben geglaubt, weil die Milch weiß aussähe, so müßte sie auch geschickt seyn, eine weiße Angesichtsfarbe machen zu können. Sie haben sich also in diesem Glauben, mit Milche gewaschen, aber sie sind auch recht in ihrer Meynung betrogen worden, und anstatt eine weiße Farbe der Haut zu überkommen, sind sie im Angesichte ganz gelb und braun, so wie sonst die Egyptier oder Ziegeuner auszusehen pflegen, geworden. Ich kenne etliche solche Frauenzimmer, die sich auch noch am Leben befinden, und die sich eine solche gelbe und braune Farbe durch ihre Afterkunst zugezogen haben. Sie bereuen itzo ihre begangne Thorheit, und beseufzen ihre natürliche eingebüßte Farbe. Doch haben sie nur Geduld, meine Frauenzimmer, wenn alle tumme Köpfe klüger zu werden anfangen werden, werden sie auch schöner werden. Jene Frau, die ohnlängst ihren Verstand mit ihrem liebsten Söhnchen begraben ließ, hofft auch auf diesen freudenreichen Tag. Trösten sie sich nur unterdessen mit der zukünftigen Schönheit, und wischen ihre Thränen von den Augen ab. Einige brauchen auch trockne Sachen, um eine Blaßheit des Angesichts zu überkommen: Sie nehmen entweder Puder, oder sehr zart zu Pulver gemachtes Bleyweiß, und reiben damit die Haut ihrer Angesichter, obschon zu ihrem eigenen Schaden. Ich wollte wohl, wenn ich sonst ohne Noth weitläuftig zu werden Lust hätte, etliche Bogen mit solchen schädlichen blaßmachenden Mitteln und Schminkwaschwassern anfüllen. Doch diese mögen voritzo, was nämlich die äußerlichen Mittel anbelangt, zureichend seyn. Ich will nun auch diejenigen Mittel anführen, welche, wenn sie durch den Mund eingenommen werden, gemeiniglich eine solche der Gesundheit nachtheilige Blaßheit des Angesichts zu erzeigen mehr als zu fähig sind.

§. 47. Diejenigen Mittel nun, welche innerlich genommen, ein blasses Angesicht zum Vorschein bringen können, sind ebenfalls vielfältig, meistentheils aber äußern sie eine gar zu anhaltende und zusammenziehende Kraft, und eben darum sind sie auch vermögend, der Gesundheit unzählige üble Zufälle zuzuführen. Manche Frauenzimmer nehmen, ich weis selbst nicht, aus was für einem närrischen Triebe, und aus was für einem abgeschmackten Appetite, gelöschte Kohlen zu sich. Andere essen Kreide, Kalk und Gips, und wiederum andere bedienen sich des sogenannten rohen Heydegrützes. O! welch eine Lüsternheit! welch ein abentheuerliches Verlangen nach einer eingebildeten Schönheit, nämlich, der blassen Angesichtsfarbe! Ich habe Frauenzimmer zu kennen das Vergnügen gehabt, welche in dieser Absicht rohe Alaune, Granatäpfelschalen, und ich weis selbst nicht was noch mehr gebrauchten. Ja einige sind so unsinnig, und lassen sich von Marktschreyern wohl gar Arsenik und Bleyzucker beybringen, um sich ein Bette drey Ellen in der Erde tief dadurch bereiten zu lassen. Aber ist das nicht eine verdammte Verwegenheit, da man aus einer bloßen Tollheit, ein blasses Angesicht zu überkommen, recht vorsetzlich dem Tode entgegen und in den Rachen rennet?

§. 48. Ich kenne eine gewisse Stadt, in der beynahe alle Frauenspersonen eine recht blaßgelbe Farbe im Angesichte haben, und die wegen dieser Farbe sprüchwortsweise die gelben Rüben geheißen werden. Ich verwunderte mich anfänglich, ehe ich die Ursache dieser blaßgelben Angesichtsfarbe wußte. Daß aber solche Frauenzimmer diese Farbe im Angesichte tragen, rührt natürlicher Weise daher, weil bey solchen Goldammerchen die üble Gewohnheit eingewurzelt ist, sehr starken Kaffee Morgens früh, in großer Menge, wenn der Magen noch leer und nüchtern ist, zu trinken, und dieses ist die wahre Ursache ihrer Midasfarbe. Denn es ist bey den Aerzten eine ausgemachte Sache, daß der Kaffee ein dickes und schweres Blut zu machen geschickt sey. Wenn nun aber ein dickes Blut erzeugt wird; so kann diese veränderte Beschaffenheit des Bluts nicht in die zarten Röhrchen der Haut eindringen, und folglich muß das Blut außer Vermogen gesetzt werden, durch das zarte Gewebe der Haut eine Röthe durchschimmern zu lassen. Es werden also freylich von einem solchen Blute sehr viele Ungelegenheiten entspringen müssen. Hiervon wird die sogenannte Jungfernsucht, die Bleichsucht, und eine üble Beschaffenheit und schlechte Vermischung der ganzen Säfte entstehen. Diese Krankheiten nun geben zur Verstopfung der monatlichen Reinigung Anlaß, und legen den Grund zu geschwollnen Schenkeln, Wassersuchten des Unterleibes sowohl, als derjenigen wäßrichen Geschwülste, welche sich zwischen der Haut und dem Fleische befindet. Ja es werden Engbrüstigkeiten, Erstickflüße, Blutspeyen, Lungensuchten, Gelbesuchten, und Schwarzgelbesuchten, Verstopfungen, Verhärtungen und Geschwüre in der Leber, in dem Milze, in den Gekrösdrüsen, in den Nieren und in der Lunge zum Vorscheine kommen, und zu allen diesen Verdrießlichkeiten wird sich endlich ein abzehrendes Fieber, mit verdrießlichen Nachtschweißen, und Ausfallung der Haare gesellen, welches diese Leute wegen ihrer Unbesonnenheit und Unmäßigkeit, und zur Strafe dem Tode in die Hände liefern wird.

§. 49. Ich glaube nunmehr wohl zu thun, wenn ich diejenigen Schädlichkeiten itzo vorbringen werde, welche von den äußerlich blaßmachenden Mitteln, so ich im 46sten Absatze angeführet habe, ihren Ursprung herleiten. Da diese Hülfsmittel vermöge der Silberglätte, des Bleyzuckers und der Alaune nicht nur eine gar zu heftig zusammenziehende Kraft besitzen, sondern auch wegen der sich darinnen befindlichen Schädlichkeiten ein heimliches und tödtendes Gift bey sich führen, welches vermöge der zurückführenden Oeffnungen der Haut, dem Blute und den Säften beygemischt wird, so daß davon eine rechte todtengleiche Blaßheit des Angesichts hervorgebracht werden muß. Aber man muß wissen, daß auch eben diese Blaßheit des Angesichts allemal mit einer Trägheit des ganzen Körpers, mit einem Widerwillen, und mit einer Verdrießlichkeit des Gemüths, mit einem Ekel vor den Speisen, und mit abzehrenden Nachtschweißen verbunden sey. Kurz, diese kränkliche, und blasse Angesichtsfarbe wird alle diejenigen Krankheiten erzeugen, deren ich im 48sten Absatze gedacht habe. Selbst der große Börhave gedenkt in seinem andern Theile der Chemie auf der 309ten Seite: daß er sechs oder sieben adliche Fräulein gekannt hatte, welche allesamt von dem Gebrauche der blaßmachenden Schminke des Silberglätteßigs ihr Leben hätten einbüssen müssen.

§. 50. Da nun die äußerlich im Gebrauch gezogenen blaßmachenden Schminkmittel so vieles Unheil gebähren können, was werden erst diejenigen Mittel zu thun mächtig seyn, welche man innerlich zu nehmen, thöricht genug ist? Alle diese im 47sten Absatze angezeigte Mittel sind wahrhafte Sachen, welche dem Menschen zwar einen langsamen, aber doch einen durch keine Kunst abzuhaltenden Tod verursachen. Werden also nicht alle diejenigen unglücklichen Zufälle weit eher und geschwinder ihr Daseyn haben, als von den äußerlichen im 46sten Absatze erzählten Mitteln? Ich nehme keinen Anstand, mich lange zu besinnen, sondern ich falle dieser

Meynung sogleich bey; ja ich behaupte so gar, daß diese allesammt von der letztern Art der blaßmachenden Mittel hervorgesproßte und im 48 und 49sten Absatze angeführte Krankheiten gänzlich unheilbar sind, und zwar bloß darum, weil durch diese Mittel das Blut sowohl, als die übrigen Säfte ganz und gar vergiftet worden sind, und weil diese vergifteten Säfte die festen Theile des Körpers angreifen, und zerstöhren.

§. 51. Wer nun aber dennoch mit aller Gewalt eine blasse Angesichtsfarbe haben will, der muß sich derjenigen Hülfsmittel bedienen, die ich in der Abhandlung von der blassen Angesichtsfarbe vorgeschrieben, und angepriesen habe. Aber das muß ich selbst eingestehen, daß diese Art sich schön und blaß zu machen, ziemlich beschwerlich sey. Doch wer die Absicht zu erlangen willens ist, der muß auch die hierzu dienlichen Mittel zur Hand nehmen und nicht verwerfen. Niemand fährt mit Wollust und Vergnügen in den Himmel, sondern er muß zuerst auf der Welt den Dornenweg betreten: Und wer schön und blaß zu werden ein sehnliches Verlangen trägt, der muß sich selbst Zwang anthun gelernt haben, und gut stoisch, aber doch gleichwohl kein Stockfisch seyn.

Das vierte Kapitel.

Von den Unbequemlichkeiten, welche
von der Bemühung, der Haut eine Zärtlichkeit
zuwege zu bringen, ihren wesentlichen
Ursprung haben.

§. 52.

Wo ich mich recht besinne, so habe ich schon im 35sten Absatze erweislich gemacht, daß die Zärtlichkeit der Haut ein wesentliches, und zur Schönheit des Angesichts nothwendiges Stücke sey, und daß sich diejenigen allerdings glücklich zu schätzen Ursache haben, welche die wohlthätige Natur mit dieser Schönheitsgabe versehen hat. Diejenigen aber dürfen nur über die Ungerechtigkeit der Natur Beschwerde führen, denen sie diese Zärtlichkeit der Haut zu versagen vor dienlich befunden hat. Solche unglückselige Frauenzimmer mögen alles anwenden, was nur immer in ihren Kräften ist, so werden sie doch nimmermehr so glücklich werden, durch alle ihre natürliche Hexerey sich dasjenige zu verschaffen, was ihnen die Natur wohlbedächtig nicht hat wollen mittheilen. Ich gebe ganz gerne zu, daß die Zärtlichkeit der Haut vermöge gewisser Hülfsmittel erhalten, solche aber, wenn sie vorher nicht da gewesen ist, niemals zuwege gebracht werden könne: Gesetzt auch, es wollte sich ein Frauenzimmer, wenn solches anders ohne Lebensgefahr verrichtet werden könnte, die ganze Haut abziehen lassen, so würde sie doch keine andere Haut erhalten, als die abgezogene gewesen wäre. Die Schönen dürfen es mir nicht etwa zur Ungnade halten, wenn ich ihnen offenherzig, ohne meinen Busen entblößt zu tragen, die bloße Wahrheit sage: daß sie eher einem Mohre eine weiße Farbe, als sich eine zarte Haut zu machen vermögend seyn werden.

§. 53. Gleichwohl aber giebt es solche unartige Frauenzimmer, die sich durch keine vernunftmäßige Vorstellung lenken lassen, sondern lieber bey ihren zwey Augen verbleiben wollen, und die sich feste im Kopf gesetzt haben, sie müßten ihre Absicht erhalten, wenn sie sich mit Merzschneewasser, Mayenthaue, Ziegenmilchmolken, Kühmilchmolken, Froschlaichwasser, Harne, oder gar mit Tausendblumenwasser, unter welchem einige den Kühharn, den die Kühe des Frühlings auf der Weide von sich lassen, andere aber dasjenige überzogene Wasser verstehen, welches man von demjenigen Kühkothe zu verfertigen gewohnt ist, welchen die Kühe zur Frühjahrszeit auf die Wiesen fallen lassen, wünschen. Einige stehen völlig in den Gedanken, sie würden eine zarte Haut bekommen, wenn sie geschlagenes Eiweiß in Rosenwasser aufgelöset, oder weißen aufgelösten Vitriol, oder Kalkwasser mit oder ohne besonders hierzu verfertigtem Quecksilber oder Schledorn- Pomeranzen- Bohnen- Weißlilien- Holunder- Rosen- und

Lindenblütwasser, statt ihres gewöhnlichen Waschwassers brauchten. Andere bedienen sich in eben dieser Absicht, und Hoffnung, ihres Wunsches gewährt zu werden, das Zimmet- Erdbeer- Petersilien- Wegebreit- oder Weißwurzelwassers (Sigilli Salomonis) ja sie setzen noch wohl gar, zum Ueberflusse zu allen diesen Dingen Ochsengallenessenz oder Myrrhentinktur, Zuckeralaune, Potaschenlauge, Markasiten, Bleyzucker, Talk, zerflossenes Weinsteinöl, Quittenkörnschleim, Benzoestinktur, und ich weis selbst nicht was noch mehr. Zuweilen brauchen sie auch diese Sachen vor sich, und ohne Zumischung anderer Mittel. Andere aber legen sich gar zur Nachtszeit, wenn sie zu Bette gehen, eine Larve über das Angesichte, welche sie sich mit weißen Wachse, Walrath, süßen Mandelöle und Rhodiseröle, welches alles wohl über einem gelinden Feuer mit einander vermischt werden muß, überziehen lassen. Und wiederum andere, die es besser getroffen zu haben meynen, nehmen venetischen Talk und Kampfer, und lassen solches zusammen in dem sogenannten Meerbade oder Marienbade so lange stehen, bis es wie ein Schnee so weiß geworden ist, und dieses gebrauchen sie in der Hoffnung, eine zarte Haut dadurch zu erlangen: Aber weit gefehlt, sie betrügen sich allerseits in ihrer Hoffnung, und ich versichre ihnen nochmals, daß sie in Ewigkeit eine grobe Haut behalten werden, wenn ihnen die Natur sonst keine andere gegeben hat. Doch so viel ist wahr, daß sie durch diese Mittel ihre Zärtlichkeit der Haut lange Jahre durch zu erhalten fähig seyn werden.

§. 54. Diejenigen Frauenspersonen handeln eben so abgeschmackt nicht, die sich, um ihre zarte Haut zu erhalten, mit süßen oder bittern Mandelkleyen zu waschen gewohnt sind. Wenn sie aber glauben, daß sie sich damit eine klare Haut verschaffen könnten, so mögen sie lange warten, bis sie ihren Wunsch erreichen werden. Denjenigen aber möchte man eine Stelle im Tollhause anweisen, die so leichtgläubig sind, und sich überreden lassen, daß sie ganz unfehlbar eine Zartigkeit der Haut erhalten würden, wenn sie ihr Angesichte mit Scheidewasser oder Wolfsmilche (Esula) überstreichen. Aber was für Marter müssen sie statt einer zarten Haut ausstehen. Das Angesicht fängt an aufzulaufen, dicke zu werden und Hitze zu bekommen, die Augen werden entzündet, und verschwällen, sie empfinden unaussprechliche Schmerzen, ja sind nicht nur in Gefahr ihre Augen einzubüßen, sondern auch gar krebsartige und fressende Schäden im Angesichte zu bekommen, vermöge deren sie sich dem Tode zu überlassen gezwungen sehen. Solchen eiteln Schönen gebe ich aus guter Meynung den Rath, daß sie fleißig ein Decoct von Christwurzel trinken, oder eine Wallfahrt nach Anticera anstellen möchten, um sich daselbst einen gesündern Verstand zu holen. Denn ich kann ihnen die Versicherung geben, daß sie dadurch einzig und allein fähig gemacht werden, sich mehr Liebe und Hochachtung bey meinem Geschlechte zu erwerben, als sie durch die feinste Zärtlichkeit der Haut vielleicht nimmermehr zu erlangen hoffen dürfen.

§. 55.

Die sich aber derjenigen Mittel, um eine zarte Haut zu bekommen, bedienen, deren ich im <u>46sten</u> Absatze gedacht habe, die müssen es sich auch gefallen lassen, wenn ihnen diejenigen Krankheiten zum Verdrusse werden, welche aus diesem fruchtbaren Saamen hervor zu käumen pflegen, und die ich im <u>49sten</u> Absatze fast bis zum Ekel angeführt habe.

Das fünfte Kapitel.

Von den
Ungelegenheiten, welche den Schönen
zustoßen, wenn sie sich die
Sommersprossen vertreiben.

§. 56.

Nichts ist vermögender, die Schönheit der Haut des Angesichts mehr unscheinbar zu machen, als die Sommersprossen, Schwinden und Flechten: Nichts ist aber auch gewöhnlicher, als daß man solche durch schädliche äußerliche Mittel vertreibet, bloß die eingebüßte Schönheit wieder erlangen zu mögen. Aber man muß auch wissen, daß alle diese Krankheiten der Haut nichts andern, als einer üblen Beschaffenheit des Bluts und der übrigen Säfte ihren Ursprung zu danken haben. Doch ich würde mir ohne Noth ein Joch auflegen, wenn ich alle diese Krankheiten der Haut genau abschildern wollte. Ich will also nur gegenwärtig die Sommersprossen vor die Hand nehmen, und mich mit diesen etwas genauer einlassen, um den Schaden zeigen zu mögen, welcher von einer unzeitigen Vertreibung derselbigen zu entstehen pflegt.

§. 57. Die Sommersprossen sind kleine gelbe oder braungelbe Fleckchen, welche an Größe und Farbe den Linsen ziemlich gleich kommen, und die unter der Haut ihren Sitz haben, sich im Angesichte, am Halse, auf der Brust und an den Händen gemeiniglich zur Sommerszeit unsern Augen darstellen, und ordentlicher Weise von verderbten Säften, welche unter der Haut abgesetzt worden, und daselbst stocken geblieben sind, entstehen, so, daß sie die Schönheit der Haut verderben und unscheinbar machen. Was es aber vor Theilchen sind, welche diese Sommersprossen zu erzeugen fähig sind, kann ich selbst so genau nicht bestimmen. Einige halten es vor schweflichte Theilchen: Aber mir zu Gefallen können es auch saure, bittre, süße oder salzige Theilchen seyn, welche sich unter der Haut feste gesetzt, und diese Sommersprossen verursacht haben. Ich kann diese so wenig behaupten, als jene ihre schweflichte Theilchen erweislich zu machen vermögend seyn werden. Es kann alles möglich seyn, und jene sowohl, als ich, können Recht haben; aber ist deswegen der Schluß, welchen man von der Möglichkeit auf eine ungezweifelte Gewißheit macht, richtig? Dem mag seyn, wie es will: genug, daß Flecke da sind, welche die Schönheit verdunkeln und unangenehm machen können, und die ihren Grund einzig und alleine in einer bösen Beschaffenheit des Bluts haben, und dieses ist genug, denn mehr getraue ich mir selbst nicht davon zu sagen, theils, weil ich zu ungelehrt, theils aber auch, weil ich viel zu furchtsam bin.

§. 58. Man hat die Anmerkung gemacht, daß diejenigen gemeiniglich ihre Haut im Sommer, wie ein Guckguck seine Federn, verändern müssen, welche eine sehr feine und zarte Haut besitzen. Im Winter gelangen sie wieder zu ihrer vorigen schönen Haut, folglich sind solche Personen Winterschönheiten. Hieraus nun läßt es sich begreiflich machen, warum die Sommersprossen nur im Sommer, nicht aber im Winter zum Vorscheine kommen. Denn je zärter und feiner eine Haut ist, desto schwächer wird sie seyn: die Kraft einer feinen Haut aber muß noch mehr geschwächt werden, wenn ihre Fäserchen von der Wärme noch schlaffer gemacht werden. Daß aber die Wärme eine Schlaffheit der Fäserchen zu wirken geschickt sey, ist eine Wahrheit, die niemand, außer ein Narr in Zweifel ziehen wird. Da nun im Sommer von der Wärme die Fäserchen einer ohnedies schwachen und zarten Haut noch mehr erschlaft werden, und da im Sommer die Ausdünstung allemal stärker, als im Winter natürlicher Weise abzugehen pflegt; so werden auch mehr Unreinigkeiten nach der Oberfläche der Haut getrieben werden müssen. Weil nun eine zarte Haut schon von selbst Unvermögenheit genug hat, die dahin abgesetzten Unreinigkeiten wieder zurück in das Blut zu treiben, und solches zu verrichten vermöge der Wärme, und der daher vermehrten Ausdünstung noch weit unfähiger gemacht worden ist; so müssen freylich die dahin getriebenen, und nach der Oberfläche der Haut gebrachten Unsauberkeiten daselbst stocken bleiben, und folglich werden solche Flecke, welche man Sommersprossen zu nennen gewohnt ist, entstehen müssen. Ja es werden endlich diese so lange sichtbar bleiben, als so lange die Ausdünstung stark und vermehrt bleibt, und die Wärme dauret. Wenn aber zur Winterszeit die Ausdunstung vermöge der Kälte nicht so häufig von statten zu gehen, verhindert wird, so fangen diese Sommersprossen an sich gemeiniglich nach und nach wieder zu verlieren. Denn die Kälte macht, daß die Fäserchen der Haut mehrere Kraft bekommen, sich lebhafter zusammen ziehen zu können, und also werden die Unreinigkeiten, die sich unter der Haut befinden, nach den Naturgesetzen mit stärkerem Nachdrucke wieder zurück getrieben, und dem Blute wieder beygesellt werden müssen. Geschieht aber dieses, so werden die Sommerflecke zu verschwinden, ihren alten Sitz zu verlassen, und ihren Abschied zu nehmen genöthiget. Daß sich aber dieses so, und nicht anders zuzutragen pflege, beweiset die tägliche Erfahrung sattsam.

§. 59. Aus diesem gefaßten Begriffe mag nun wohl, allem Vermuthen nach, die Heilungsart ihren wirklichen Ursprung haben, da man vor rathsam befunden hat, die Sommermähler vermöge zurücktreibender Mittel zu vertilgen. Aber man irret, wenn man sich überredet, daß man durch diese Heilungsart Nutzen zu verschaffen im Stande sey. Ich muß es ihnen sagen, daß sie den rechten Weg verfehlen, und nur damit unzählbare Krankheiten zu verursachen pflegen. Denn da die Sommerflecke aus einer bösen Beschaffenheit der Säfte im ganzen Körper entspringen; so müssen diese vorher, ehe man sich an die zurücktreibenden Mittel wagt, mit großer Behutsamkeit verbessert werden, zumal da die meisten Krankheiten der Haut von verdorbenen Säften herkommen, und eben deswegen die Heilung schwer und zweifelhaft machen, und darum hat man nöthig, alle mögliche Behutsamkeit dabey anzuwenden, damit man nicht mehr Schaden anrichtet als Vortheil verschaft.

§. 60. Da die Schönen so viele Bekümmerniß haben, und ein solches sehnliches Verlangen tragen, sich von diesen Sommersprossen befreyen zu mögen; so will ich ihnen doch aus wahrer Liebe eine Heilungsart verehren, vermöge der sie ihre unangenehme Gäste sicher und ohne Schaden loß werden können, nur müssen sie die vorgeschriebenen Arzneyen eine lange Zeit durch fortbrauchen, wenn sie sich anders des zukünftigen Nutzens versprechen, und ihre Absicht glücklich erreichen wollen. Ich rathe ihnen also täglich ein paar Mal einen blutreinigenden Thee, welcher aus rother Färberwurzel, Rinde von Sassafraßholze, frischen Zitronenschalen, Seifenkraute und Zimmet gemacht werden soll, zu trinken, und dieses können sie Morgens und Nachmittags am bequemsten thun. Auf diesen Thee, davon man so viel nehmen kann, als man mit drey Fingern auf einmal faßt, sollen vier Kaffeeschälchen wohlsiedende Milchmolken gegossen werden, nachmals aber muß man das Infusum wie einen ordentlichen Thee ziehen lassen, und endlich mit Zucker versüßt zu sich nehmen. Bey dem Gebrauche dieses Thees mögen sie entweder allemal eine Antimonialmorselle mitunter essen, oder eine blutreinigende Mixtur brauchen, welche aus der Sassafraßholzessenz, darinne Resina Guaiaci aufgelöset worden ist, aus Essenz des mechischen Balsams Aloeholzessenz und Wachholderholzgeiste zusammengesetzt werden muß. Wöchentlich können sie sich einmal solcher Pillen bedienen, welche aus Christwurzelkrautextrakte, Gialappenharze, Resina Guaiaci, Gummi armoniaco, Stahlfeile und Mercurio diaphoretico fixo solari verfertiget werden müssen. Dabey mögen unter der Mahlzeit Fleischbrühen, darinnen Ottern gekocht worden sind, genossen werden.

§. 61. Wenn man nun merket, daß die Sommersprossen etwas blässer zu werden, und sich allmählig zu verlieren anfangen: Denn dieses muß das Merkmaal seyn, daß das Geblüte ziemlich gereiniget worden sey; so kann man ohne Schaden auch äußerliche Mittel in Gebrauch nehmen, doch befehle ich, die innerlichen Arzneyen durchaus nicht bey Seite zu setzen, sondern immer fort zu brauchen. Man kann also äußerlich mit Guten Nutzen Quittenkörnerschleim, oder Flohkrautsamenschleim mit Bleyweiß versetzen, und etliche Grane von süssen Merkur darzu thun, und hernach auf die Haut streichen. Man mag auch, statt diesem, Bleyweiß und süssen Merkur in Rosenwasser auflösen und auflegen. Viele wollen das Wasser, womit das Schweißtreibende Spießglas ausgelauget worden ist, als ein dienliches

Waschwasser rühmen. Andere hingegen rathen, daß man einen Scrupel vom Lapide medicamentoso Crollii in einem Quarte reinen Brunnenwasser auflösen, und sich damit waschen solle. Und wiederum wollen andere, daß man sich aus spitziger Klettenwurzel und Schellkrautwurzel ein Decoct bereiten, und sich dessen bedienen solle. Man lobt Citronen oder Limoniensaft, darinnen Alaune aufgelöset worden ist, und giebt den Rath, das Angesichte damit zu bestreichen. Das Mehl von bittern Mandeln, wenn es mit Essig zu einer Salbe gemacht worden ist, pflegt man sonst in gleichen Umständen zu loben. Andere nehmen Ingber, und kochen ihn in Wein und Wasser, oder sie machen mit Brandwein eine Tinktur davon, und lassen das Angesichte damit waschen. Andere aber setzen gar Schwefel zu dem Ingber, und kochen diese beyden Stücke mit Weine, bis sie dicke geworden sind, alsdenn gesellen sie solchen eine Fettigkeit bey, machen eine Salbe daraus, und lassen dieselbe brauchen. Ich lasse den Schönen die freye Wahl, welches Mittel sie von alle denen, so ich ihnen vorgeschlagen habe, zu ihrem Gebrauche erwählen wollen.

§. 62. Die alten abergläubigen Weiber setzen ihr ganzes Vertrauen auf die Nachgeburt einer Erstgebährerinn, und verlangen, daß solche von einem Knäbchen seyn solle, denn sonst pflegte dieses Mittel fruchtlos zu seyn. Sie nehmen diese Nachgeburt, wenn sie noch warm ist, und fahren damit derjenigen Person, ohne ihr Vermuthen über das Angesichte, bey welcher sie die Sommersprossen zu vertreiben die Absicht haben. Ich habe den Versuch davon einmal in meiner Vaterstadt mit meinen Augen gesehen. Die Bademutter rufte eine solche buntfleckichte Guckgucksschöne zu sich, als ob sie ihr etwas zu eröffnen hätte, und fuhr ihr, da sie sich zu ihr genähert hatte, mit der warmen und blutigen Nachgeburt, ohne daß sie sich einer solchen ungewöhnlichen Liebkosung versah, über das ganze Angesicht, so, daß das sommersproßichte Mägdchen vor Erschrecknis beynahe ein Kind hätte bekommen mögen. Ich habe aber in der künftigen Zeitfolge gesehen, daß dieses Mittel ohne Nutzen gewesen war, denn sie behielt alle ihre Sommersprossen. Ich glaube also, daß wenn auch dieses Mittel helfen soll, so wird es doch gewiß nichts vermöge der Nachgeburt, wohl aber des Schreckens etwas auszurichten im Stande seyn. Denn da bey unvermuthet vorgefallnen Erschrecknis das Blut von der Oberfläche der Haut gerissen, und nach den innern Theilen getrieben wird; so kann es gar leichte geschehen, daß die Sommersprossen ebenfalls mit zurück geworfen werden, und also verschwinden können. Ob aber auch daher nicht zugleich viele Verdrießlichkeiten ihren Ursprung nehmen mögen, ist eine andere Frage, welche noch einiger genauen Untersuchung nöthig hat.

§. 63. Diejenigen aber, welche sich einfallen lassen, solche Mittel zur Vertreibung der Sommersprossen zu gebrauchen, welche ich 46sten u.

54sten Absatze gemißbilliget habe, die ziehen sich nicht nur diejenigen Krankheiten zu, welche im 48, 49sten und 55sten Absatze beschrieben und angezeiget worden sind, sondern sie laden sich auch noch mehrere üble Zufälle auf ihre zarten Schultern. Denn da alle diese Mittel gar zu heftig zurücke treiben, so werden von diesen zurückgetriebenen Sommersprossen bald Schlagflüsse, Blödigkeit der Augen, triefende Augen, Entzündungen und wohl gar Blindheiten entstehen. Bald werden sie fließende Ohren, schweres Gehör und Taubheit zum Vorscheine bringen. Zuweilen nimmt auch wohl eine Lähmung der Zunge, eine Bräune und eine Geschwulst der Ohrendrüsen, sowohl als der Speicheldrüsen, ihren Ursprung davon. Fallen die zurückgetriebenen Sommersprossen auf die Lunge, so verursachen sie Engbrüstigkeiten, Erstickflüsse, Geschwüre in der Lunge, Lungensuchten, ja zuweilen gar Wassersuchten der Brust. Endlich erzeigen sich auch hiervon hitzige Entzündungfieber, welche allesammt von dem Orte ihres Sitzes verschiedene Benennungen haben. Daher kommen auch abzehrende und schleichende Fieber. Zurückgetriebene Sommersprossen können zur verstopften und unterdrückten Reinigung, zum weißen Flusse, zur Mutterplage, zur Verstopfung und Verhärtung der Leber, des Milzes, der Gekrösdrüsen und andern Zufällen Anlaß geben. Sie sind vermögend, Colicken und Darmgichten hervor zu bringen, ja sie sind geschickt, wohl gar zur Wassersucht und zu kalten Geschwulsten den Weg zu bahnen, und allerley Arten der Gicht herbey zu schaffen. Kurz, die zurückgetriebenen Sommerflecke sind reiche Quellen vieles Verderbens, weil dadurch die unmerkliche Ausdünstung gehemmet wird, und daher nichts als solche Krankheiten erzeugen, welche allemal zu entstehen pflegen, wenn diese nicht gehörig von statten zu gehen weis, wie im 42, 38, 32, 28, 17, 12 und 5ten Absatze mit mehrerem davon nachzusehen ist.

§. 64. Alle diese im 48, 49, 55 u. 63sten Absatze angeführte Krankheiten können auch entstehen, wenn die Finnen ein küpfrichtes Angesicht, und die Flechten mit äußerlichen und zurücktreibenden Arzneymitteln zur Unzeit vertrieben werden.

§. 65. Finnen sind kleine Geschwüre der Haut, in der Größe eines Hanfkorns, welche einen harten und rothen Umfang, in der Mitte aber ein weißes Fleckchen haben, mit Eyter angefüllt sind, meistentheils das Angesicht einnehmen, und unter der Haut von stockenden Salzwasser entstehen. Man sagt, daß die Finnen sich gemeiniglich bey solchen Frauenzimmern einzufinden gewohnt wären, welche mannbar geworden sind, doch aber eine strenge Keuschheit beobachten. Ja man will so gar behaupten, daß keine bessere Heilungsart bey den Finnen statt fände, als der Ehestand. Ich läugne dieses zwar nicht, doch aber glaube ich auch, daß die Vollblütigkeit viel Schuld an den Finnen sey.

§. 66. Den Kupferhandel nennt man diejenige Röthe des Angesichts, welche vornehmlich an den Wangen und an der Nase sichtbar ist, sehr hochrothe, und fast rosenfarbigte eyterhafte Erhabenheiten zeigt, und kleine Grindchen hat, die aber zuweilen so überhand nehmen, daß die Haut des Angesichts davon ungleich rauh, und schäbicht wird, und garstig anzusehen ist, die Nase aber wird davon sehr aufgetrieben, groß und dicke. Man will insgemein denjenigen Frauenspersonen, welche diesen Handel treiben, zur Last legen, daß sie Weintrinkerinnen und Brandweinsäuferinnen seyn sollen. Und ich dürfte mich bald überreden lassen, es selbst zu glauben. Was meynen sie wohl darzu?

§. 67. Unter den Flechten aber versteht man gewisse Schäbigkeiten und Geschwülste der Haut des Angesichts, welche sich vornehmlich am Kinne befinden, ein beschwerliches Jucken verursachen, eine scharfe Feuchtigkeit von sich lassen, und zuweilen so um sich fressen, daß sie wohl gar das ganze Angesicht einzunehmen und unangenehm zu machen geschickt sind.

§. 68. Da diese im 65, 66 und 67sten Absatze angeführten Fehler der Haut ebenfalls, wie die Sommersprossen, eine Unreinigkeit der Säfte zum Grunde haben; so können solche auch durch eben diese Heilungsart gehoben werden, die ich als sicher im 60 und 61sten Absatze den Schönen angepriesen habe.

****

Das sechste Kapitel.

Von den
Unangenehmen Empfindungen, welche
die Schönen leiden, indem sie sich eine
hohe Stirne zu machen, beschäftigen.

§. 69.

Einmal hat nun schon die Einbildung in den Herzen unsrer Schönen so tiefe Wurzel geschlagen, daß eine hohe Stirne, die nämlich auf der Mitten gleich über der Nase eine Spitze hat, auf beyden Seiten aber in etwas zurück läuft, und eine einwärtsgehende halbzirkelrunde und zurückgebogene Krümmung macht, eine ganz besondere und bewundernswürdige Schönheit sey. Die Frauenzimmer sind unverdrossen, sich eine solche hohe Stirne zuwege zu bringen, und wollen lieber entweder durch Anlegung ihrer eigenen Hände, oder durch Beyhülfe andrer Staatsmärtyrinnen werden, als diese eingebildete Schönheit gänzlich entbehren. Es ist ein belachenswürdiges Bemühen, da man sich, um eine hohe Stirne zu haben, so vielen schmerzhaften Empfindungen aussetzt. Ich dächte, die Natur hätte ihnen schon ohnedies Schmerzen genug auferlegt, ohne daß sie nöthig hätten, ihre Pein aus einer bloßen närrischen Modesucht zu vermehren. Ich bin der völligen Meynung, daß sich die Schönen, um ihres Wunsches theilhaft zu werden, oftmals weit mehr Marter, entweder selbst, oder sich durch andere anthun lassen, als wenn man die peinlichen Fragen an sie ergehen, oder an ihnen alle Grade der Tortur vornehmen ließe. Ich getraue mir eine Wette zu gewinnen, daß ihnen unter dieser Beschäftigung die Thränen häufig über die Wangen herunter laufen müssen, und daß sie für Angst tiefgeholte Seufzer von sich hören zu lassen gezwungen würden. Ja, ja, was man sehnlich zu haben wünscht, darnach seufzet man desto brünstiger. Man sollte es fast nicht glauben, daß das menschliche Herz einen so großen Ueberfluß thörichter Eitelkeiten in sich schließen könnte.

§. 70. Die sich nun einmal vorgesetzt haben, eine solche im 69sten Absatze beschriebene hohe Stirne zu haben, die besitzen auch Herzhaftigkeit genug, sich die Haare von der Stirne mit einem hierzu verfertigten Zängelchen ausreißen zu lassen, bis sie glauben, ihre Stirne habe nunmehr diejenige Modefigur, die sie haben muß, wenn sie vor schön gehalten werden soll. Ich aber möchte die Schmerzen nicht büßen, die sie doch aus Hochmuth gutwillig leiden. Sonst pflegten sich nur diejenigen die Haare auszureißen, denen ein großes Unglück begegnet war, itzo aber reißt man sich die Haare aus, um sich zeitlich glücklich machen zu mögen. Andere lassen sich, in eben dieser Absicht, die Stirne mit einer Salbe bestreichen, welche aus lebendigen Kalke, gelben Arsenik und schwarzer Seife bereitet wird. Diese Sachen nun werden mit scharfer Meisterlauge, so viel als hierzu erforderlich ist, zu einer dünnern Salbe gemacht, um die Haare damit weg zu beizen. Dieses haarbeizende Mittel heißt, das türkische Rußma. Denn man will uns versichern, daß die Türken, welche sonst an ihrem ganzen Leibe, ausgenommen auf dem Kopfe und an dem Barte, keine Haare zu tragen gewohnt wären, mit dieser Salbe ihre Haare weg zu bringen bemüht seyn sollten. Andern aber gefällt es, an statt der Meisterlauge kampferirten Weingeist zu nehmen. Einige bedienen sich des weißen Pechs, oder des bis zur Härte gekochten Terpenthins, und zerlassen es mit etwas Wachs über Kohlen, hernach lassen sie sich solches warm über die Stirne streichen, und wenn es darauf kalt und harte geworden ist, so erlauben es die Schönen, daß man es ihnen abreißen mag, da denn die Haare mit sammt den Zwiebeln ausgerissen werden, sie aber zur Belohnung ihrer Staatspein die längst gewünschte hohe Stirne als eine Beute davon tragen. Sauer erworbener Sieg! Aber man darf nicht denken, daß die hohe Stirne nur von einer ausgestandenen Geduldsprobe so gleich fertig gemacht werde. Nein, man muß sich solche Marter öfters, und solange anthun lassen, bis auf der Stirne kein Härchen mehr zu sehen ist.

§. 71. Diejenigen, welche entweder ihre Haare auf der Stirne mit einem Zängelchen ausreißen, oder mit weißem Peche und Wachse wegbringen lassen, müssen zwar große Schmerzen ausstehen: doch was duldet man um der Mode wegen nicht! Aber diejenigen Frauenspersonen, welche die Haare von der Stirne mit dem türkischen Rußma wegbeizen lassen, müssen noch weit mehr ausstehen, denn sie bekommen Entzündungen der Haut, welche unsäglich brennen und wehe thun, ja es erzeugen sich so gar Grinde, unter welchen ein Eiter und eine scharfe tief unter sich fressende Feuchtigkeit wohnt. Alles dieses plagt die Schönen öfters, so, daß sie lange Zeit die Stube zu hüten genöthiget werden. Das Uebel aber pflegt noch böser zu werden, und länger zu dauern, wenn die, so dieser Thorheit Frohndienste geleistet haben, verdorbene Säfte besitzen. Doch ich wollte, daß ihre Eitelkeit noch weit schlimmere Folgen verursachte, weil das Frauenzimmer so verwegen ist, die ewige Weisheit zu tadeln, der doch die Schönheiten, als geringe Geschöpfe, mit aller Dankbarkeit verbunden seyn sollten, wenn auch die Natur sie nur zu einer Auster gemacht hätte. Mein Eifer ist gerecht: Aber werde ich auch damit alle thörichte Herzen vernünftiger zu machen fähig seyn? In Ewigkeit nicht.

Das siebende Kapitel.

Von dem
Schaden, welcher sich von dem
Schwarzfärben der Augenbraunen
entspinnt.

§. 72.

Allerdings müssen die Augenbraunen ebenfalls geändert werden, wenn nach der itzigen Mode alles am ganzen Körper ein ander Ansehen bekommen muß. Doch die Nase ist noch bis itzo unangetastet geblieben. Sie hat von Glück zu sagen, daß sie nicht auch wie andre Theile des Angesichts und des ganzen Körpers hat herhalten dürfen. Mich wundert es nicht wenig, daß der Witz der Schönen bey ihr so lange hat müßig seyn können, ohne ihr einen Zierath oder sonst einen Nasenschmuck anzuhängen. Doch ich dächte, es wäre der Billigkeit gemäß, auch auf die Nase einige Sorge zu wenden, damit sie nicht ohne allen Putz bliebe. Die Schönen würden gerecht gegen dieses Glied handeln, wenn sie sich wenigstens einen goldnen Ring durch die Nase ziehen ließen. Ich bin bey mir selbst überzeugt: daß dieser Schmuck nicht nur artig zum Angesichte lassen, sondern auch sonst großen Nutzen haben werde. Wenigstens könnte dieser Nasenring bey widerspenstigen und ungehorsamen Weibern nicht undienlich seyn, zumal wenn man ein seiden Strickchen an diesen Ring befestigte. Denn wenn sich solche Weiber nicht mit Vernunft und Worten lenken lassen wollten; so könnten die Männer sie, wie die Bärführer den Tanzbär, mit diesem an den Nasenring gebundenen Strickchen nach ihrem Gefallen ziehen und zum Gehorsam bringen. Mich soll es nicht nur recht herzlich freuen, sondern ich will auch so gar eine hochmüthige Stellung, wie der Arzt Mäv, annehmen, wenn ich so glücklich seyn sollte, daß meine Erfindung und mein Gutachten von den Schönen wohl angenommen und mit gutem Erfolge gebraucht würde. Die Männer, welche böse Weiber haben, würden gleichfalls Ursache finden, mir für meinen glücklichen Einfall höchst verbunden zu seyn. Ja ich traue ihnen so viel Gutes zu, daß sie wohl gar diesen nützlichen Nasenring, aus wahrer Dankbarkeit, nach des Erfinders Namen nennen würden, so, wie es ehedem das sämmtliche Frauenzimmer gemacht hat, welches die spitzigen, und wie ein Thurm in die Höhe gesteckten Kopfzeuge, so des Königs in Frankreich Beyschläferinn la Fontange zum ersten erfunden hatte, nach ihrem Namen Fontangen zu nennen, vor rathsam befand.

§. 73. Daß die Augenbraunen vieles zur Schönheit des Angesichts beytragen, ist eine Gewißheit. Denn man betrachte nur einmal ein Angesicht, welches entweder durch die Blattern, oder andere Zufälle, die Augenbraunen eingebüßt hat, wie ungestalt und häßlich es aussieht. Der Nutzen aber, welchen die Augenbraunen zu erweisen pflegen, ist von weit größerer Erheblichkeit, als die ganze eingebildete Schönheit. Denn es hat das Ansehen, als ob dieselben vornehmlich darzu bestimmt wären, den Schweiß, welcher von der Stirne herunter läuft, so wie ein Damm das Fluthwasser abzuhalten, damit derselbe nicht in die Augen laufen, und solchen eine unangenehme Empfindung verursachen, oder gar einen größern Schaden zufügen möge. Die Augenbraunen halten auch den Staub und die Unreinigkeit auf, welche sonst gar leichte in das Auge fallen, und ihm zur Last werden können. Ja sie verhindern auch einigermaßen den allzu geschwinden Einfall starker und ungewöhnlicher Lichtstralen in die Augen, wenn man die Augenbraunen in etwas niederwärts zieht.

§. 74. Da aber die Schönen aus Mangel guter Vernunft, mehr auf die Schönheit der Augenbraunen, als auf deren Nutzen zu sehen gewohnt sind; so färben sie solche, um ihre Schönheit noch mehr zu erhöhen, schwarz, und hierzu bedienen sie sich derjenigen Mittel, welche ich im 26 und 27sten Absatze schon erzählt habe. Viele nehmen einen Mandelkern, halten ihn so lange an ein brennend Licht, bis er schwarz geworden ist, darnach färben sie die Augenbraunen damit. Andere nehmen ein Oel, und reiben es auf einem zinnernen Teller mit einer bleyernen Kugel so lange, bis eine schwarze Farbe davon entsteht, und mit dieser bemahlen sie die Augenbraunen, und machen selbige schwarz.

§. 75. Die im 26 und 74sten Absatze angeführten haarschwarzmachenden Mittel verursachen eben keinen Schaden, und können, wenn man sonst Thorheit genug besitzt, meinetwegen immer gebraucht werden, sich damit schwarze Augenbraunen zu machen. Dasjenige haarschwarzmachende Decoct aber, dessen ich im 27sten Absatze Meldung gethan habe, bringt nicht nur die im 28sten Absatze erzählten Krankheiten zum Vorscheine, sondern es macht auch noch mehrere Ungelegenheiten. Denn da dieses Mittel aus beizenden Dingen besteht; so werden nothwendig die Haare der Augenbraunen davon weggebeizt werden und ausfallen müssen: folglich wird das Angesicht einen ansehnlichen Theil seiner Schönheit verlieren, die Augen aber selbst vielen Schaden leiden. Man wird es ganz wohl begreifen, daß, wenn die Haare der Augenbraunen weggefressen werden oder ausfallen, der Staub und andere Unsauberkeiten, ja so gar der Schweiß, welcher von der Stirne herunter rollet, den Augen zur Last werden, und in selbigen nicht nur empfindliche Schmerzen und ein beschwerliches Drücken mit einem beständigen Thränenflusse, sondern auch Entzündungen, Geschwüre, Blödigkeit und Blindheit verursachen müssen.

Das achte Kapitel.

Von den
Schädlichen Folgerungen, welche von
dem Weißmachen der Zähne entstehen.

§. 76.

Weiße Zähne sind eine große Schönheit, und dieselbigen weiß zu machen und weiß zu erhalten ist lobenswürdig, und eine Reinlichkeit, davon sich der Nutzen auf alle Glieder des Körpers erstreckt. Denn da die Zähne diejenigen Werkzeuge sind, vermöge welcher die Speisen im Munde zerschnitten, mit Speichel vermischt, und zur Verdauung geschickt gemacht werden; so thut man wohl, wenn man solche sauber, rein und weiß zu halten bemüht ist, um dem Magen in seiner Verdauungskraft desto besser zu Hülfe zu kommen, damit derselbe nicht außer Fähigkeit gesetzt werden möge, einen guten Brey (chymum) zu verfertigen. Denn wie dieser beschaffen ist, wird auch der Nahrungssaft, das Blut, und alle übrigen Säfte beschaffen seyn müssen, weil davon die Gesundheit und Krankheit des Körpers, nachdem die Säfte entweder eine gute oder böse Eigenschaft haben, vornehmlich abhängen.

§. 77. Der römische Arzt Bagliv räth die Sorge vor die Zähne sorgfältig zu beobachten an. Er spricht auf der 476 Seite, man solle Sorge vor seine Zähne tragen, damit man wohl verdauen, und lange leben möchte. Und Herr Doctor Platner hat in seiner sehr gelehrten Abhandlung von den Krankheiten, welche von der Unsauberkeit ihren Ursprung haben, gründlich ausgeführt: daß die Reinlichkeit der Zähne eine höchstnöthige Bemühung sey. Er sagt im 16. Absatze seiner Abhandlung: Es ist allen bekannt, daß mit den Zähnen die Speisen zerkäuet, verdünnet, ermürbet, und alsdenn zur Unterhaltung des Körpers angewendet werden. Wenn aber die Zähne ausfallen oder angefressen und wackelnd werden, wird die Speise im Munde nicht wohl präpiret, welche, so grob in sich genommen, sehr schwer von dem Magen und andern Eingeweiden bezwungen, und eine solche Crudität zugezogen wird, wodurch die Eingeweide geschwächt, und die Säfte verdorben werden. Indem wir käuen, wird der sich an Zähnen, Zunge und Gaumen häufig angelegte Unrath mit den Speisen sehr genau vermischt, welche denn einen unreinen Nahrungssaft und verderbtes Geblüte machen, mithin einen Grund zu künftigen Krankheiten legen.

§. 78. Man hat nöthig, eine kluge Wahl mit den Mitteln anzustellen, deren man sich, um die Zähne weiß zu machen, zu bedienen gesonnen ist, damit man nicht Schaden anrichte, oder gar seiner Gesundheit verlustig werde. Wer sich meinen Rath gefallen lassen will, den wird es in Ewigkeit nicht gereuen, daß man gehorsam gewesen ist. Ich kann mit Wahrheit versichern, daß kein sichrer Mittel sey, die Zähne weiß zu machen, als wenn man solche fleißig durch Hülfe der Finger, nicht aber eines Zahnbürstchens, mit dem Kaffeesatze, welcher aber so lange ausgekocht werden muß, bis er dem Wasser keine Farbe mehr zu geben vermögend ist, abreibet, hernach aber die Zähne mit rothen Weine, welchen einige unvernünftige Weiber vor ein tödtliches Gift in den Blattern bey Kindern ausgeschryen haben, abspielet. Man kann entweder dieses Pulver vor sich alleine brauchen, oder mit andern Dingen versetzen lassen. Es ist so abgeschmackt nicht, wenn man dem Kaffeesatze florentinische Schwerdtlilienwurzel, gedörrtes Salbeykraut, rothe Korallen, und etwas weniges von der Terra catechu zugesellet. Wer eine Latwerge verlangt, der darf nur diese Stücke mit weißem Honige vermischen, und zum Gebrauch anwenden.

§. 79. Diejenigen aber handeln unrecht, welche sich die Zähne mit Bimsteine, Steinsalze, gebrannter Alaune, zu Kohlen gebrannten Brodrinden, oder gar mit saurem Vitriolgeiste weiß zu machen, beflissen sind. Es ist wahr, der saure Vitriolgeist macht die Zähne weiß, zumal, wenn man sehr zartes Papier, darinnen man die Metallgoldblätter zu verwahren pflegt, nimmt, diesen Vitriolgeist drauf gießt, zu einer Salbe reibet, und die Zähne damit abputzet. Aber es währet gar nicht lange, so werden die Zähne davon morsch, und brechen Stückweise ab. Die übrigen Mittel verletzen nicht nur das Zahnfleisch, sondern sie benehmen auch den Zähnen das gläserne Wesen. Wenn aber dieses verlohren geht; so fangen die Zähne an hohl, schwarz und brandig zu werden, so, daß Zahnschmerzen davon entstehen und endlich brechen die Kronen davon gar ab, die Zähne selbst fallen aus, oder sie müssen ausgerissen werden. O wie garstig ist es, wenn ein junges Weibchen keine Zähne mehr im Munde zählen kann, und sich selbst mit schädlichen Mitteln zu einem alten Weibe vor der Zeit gemacht hat. Aber ein Glück ist es vor die Männer, wenn ihre bösen und gebeißigen Weiber keinen Zahn mehr haben, da hört man sie vor Freuden mit jenem Sinndichter anstimmen und singen:

Wenn mein Weib über Zahnschmerz schreyt,

So bin ich inniglich erfreut.

Nun denk ich wird sie nicht mehr beißen,

Nun glaub ich wird sie frömmer seyn;

Und mich ihr liebes Männchen heißen,

Doch weit gefehlt! es trifft nicht ein:

Denn nach dem Schmerze wird sie immer,

Von Zeit zu Zeit, und täglich schlimmer.

§. 80. Wenn nun aber die Zähne durch solche schädliche Zähnweißmachende Mittel verlohren gegangen sind, so werden die Speisen im Munde nicht gehörig zermalet werden können, sondern ganz in den Magen geschluckt werden müssen; folglich wird der Magen dadurch sehr geschwächt werden, und einen unvollkommenen und rohen Brey bereiten, woraus denn nothwendiger Weise ein schlechter Nahrungssaft entstehen muß, der ein böses Blut und üble Säfte macht, welche den festen Theilen des Körpers kein Gedeyen geben können. Die festen Theile des Körpers werden also in einen ungewöhnlichen und widernatürlichen Zustand gerathen, und lauter solche Krankheiten erzeugen, deren Grund man in verdorbenen Säften zu suchen hat. Ja es wird sich wohl gar eine allmählige Abzehrung darzu einfinden, und der Körper wird in Lebensgefahr gerathen. Es würde mir nicht schwer fallen, ein ganzes Register von solchen Krankheiten herzusetzen, welche allesamt aus dieser Quelle zu fließen pflegen, wenn es mir selbst sowohl, als andern nur nicht zum Ekel wäre. Sehen sie nicht, wic vielen Gefährlichkeiten man sich aussetzt, wenn man unrechte Mittel zu seiner Absicht erwählet, und sich damit selbst betrüget? O was für ein Laster ist doch der Selbstbetrug! So geht es, man straft sich zuweilen selbst mehr, als man von andern vielleicht niemals gestraft worden wäre. Doch der übergroßen und sich selbst eingebildeten Klugheit geschiehet das Recht. Ich bedaure die Schicksale der Schönen nicht, darein sie sich aus Unvernunft und Uebermuth gestürzet haben.

Das neunte Kapitel.

Von den
Unpäßlichkeiten, welche von dem
Löcherstechen in die Ohrläppchen, zum
Ohrgehängtragen, herkommen.

§. 81.

Es ist eben keine neue Erfindung, daß man Löcher in die Ohrläppchen zu stechen pflegt. Schon bey den alten Römern, bey denen alles, was nur feyerlich vollzogen werden sollte, durch gewisse Gebräuche und Weydsprüche, die sie in ihrer Mundart Formulas solennes nannten, verrichtet werden mußte, war es gewöhnlich, daß sie ihren leibeigenen Knechten Löcher in die Ohrläppchen stechen, und solche an die Hausthüren heften ließen, um ihnen dadurch zu verstehen zu geben, daß sie Zeit Lebens nicht von dem Hause ihres Herrn weichen sollten. Wer sich aber überredet, daß unsere Schönheiten sich in gleicher Absicht Löcher in die Ohrläppchen stechen zu lassen gewohnt wären, um fleißig zu Hause bleiben zu wollen, der betrügt sich in seinen Gedanken. Ich glaube vielmehr, daß solche Weiber ihren Männern dadurch das Gegentheil erkennen zu geben willens sind, um sich vielleicht auch anderweit als geduldige Thierchen aufzuführen. Ich lasse mir es nimmermehr ausreden, daß sich manche Schönen nicht gerne aus Hoffahrt Löcher in die Haut stechen lassen sollten. Ich glaube sogar, daß das schöne Geschlecht davon eben keinen Schmerz empfinden müsse, denn sonst würden sie sich sonder Zweifel vor solchen Mordeisen fürchten. O! da es den Frauenspersonen nicht zu heilig ist, ihren Kopf dem Stiche darzureichen, so werden sich auch unartige gewiß kein Gewissen daraus machen, andere, und noch wenig edlere Theile geduldig darzubieten. Wer den Frauenzimmern die Geduld abspricht, der ist ein Verächter des schönen Geschlechts.

§. 82. Es ist ganz wahrscheinlich, ob schon diese Wahrscheinlichkeit noch eines großen Beweises bedürftig ist, daß die Mode, sich Löcher in die Ohrläppchen stechen zu lassen, um Ohrringelchen und Ohrgehänge tragen zu können, von den Römern ihren eigentlichen Ursprung genommen habe. Jedoch liegt eben die Seligkeit nicht daran, wenn man auch gleich meinem Einfalle keinen Glauben beyleget. Genug daß ich den Glauben habe.

§. 83. Ohnerachtet die Natur die Schönen mit so vielen Gaben vor den Männern zum voraus bereichert hat; so wollen sie sich doch noch immer mit mehrern unnöthigen Dingen belästigen, um sich dadurch ein ehrwürdigeres

Ansehen zuwege zu bringen. Sie erlauben also, daß man ihnen darum Löcher in die Ohrläppchen stechen darf, damit sie Ohrringelchen und Ohrgehänge tragen können. Wenn ihnen die Natur solche lange Ohrlappen zugemessen hätte, so versichre ich, sie würden sich solche längst haben abschneiden lassen. Da ihnen aber die Natur kurze Läppchen zu geben vor gut befunden hat; so ist ihre einige Sorgfalt dahin gerichtet, wie sie solche durch Kunst verlängern möchten. Oefters tragen die Frauenspersonen eine Last von Steinen an den Ohrläppchen, daß dieselben davon ausreißen, und ihnen Schmerzen verursachen müssen: Aber auch diese übertragen sie mit weit christlicher Gelassenheit, als jene Mutter den Tod ihres an Blattern verstorbenen allerliebsten Kindes, um nur schöner aussehen zu mögen. Die Alten pflegten von Golde gewisse Figuren, als Lämmchen, Kreuzchen, Ottern und Schlangen an den Ohrringelchen zu tragen. Heut zu Tage aber sieht man Perlenmutter, gute und unächte Steine, gute Perlen und wächserne Perlen, welche mit Glase überzogen sind, und andere geschnittene oder geschliffene von Glas verfertigte Flüsse, die verschiedene Ecken haben, damit die Lichtstrahlen sich darinne auf mancherley Weise brechen und die Farben verändern können, an den Ohrläppchen herunter hängen.

§. 84. Die Lust, Ohrgehänge tragen zu wollen, gründet sich auf nichts, als auf eine bloße Eitelkeit, welche immer die Hauptleidenschaft der Schönen gewesen ist, und so viel ich davon einzusehen vermögend bin, noch itzo ist, auch vielleicht, wenn es mir erlaubt ist, meine Prophezeyung frey heraus sagen zu dürfen, noch in Zukunft der Liebling des schönen Geschlechts bleiben wird. Man mag es nur sicher glauben, daß diejenigen, welche ihren Körper beständig zu putzen und zu schmücken bemüht sind, eine sehr eitle Seele besitzen. Ich glaube es in Ewigkeit nicht, was einige Schönen sagen. Denn

Auf Sagen mag ein andrer bauen,

Auf Sagen bau ich nicht;

Ein Narr, nicht ich, mag allen trauen,

Von dem man sagt und spricht:

Doch Mops glaubt viel, und wird betrogen,

Ja, gar zu oft bethört.

Warum? Mops ist tumm auferzogen,

Und viel zu ungelehrt.

Ich sage es noch einmal, ich lasse mich doch nicht überreden, wenn man auch gleich seine Eitelkeit mit noch so schönen Farben anzustreichen sucht, um andern beybringen zu mögen, daß sie bloß darum den Entschluß gefaßt hätten, die Ohrläppchen durchstechen zu lassen, damit sie sich von den Flüssen, die ihnen so oft zur Last zu fallen pflegten, loß machen könnten. Es ist kein Zweifel, daß dieses nur ein eitler und scheinbarer Vorwand sey, womit man seiner eitlen Gesinnung einen Mantel umzugeben meynet. Wenn sich solche zu Flüssen des Kopfs und der Augen geneigte Schönen, durch die Haut im Nacken ein Haarseilchen (Setaceum) ziehen, oder am Arme ein Fontenell hätten setzen lassen; so würde niemand mehr, als ich, ihren Worten Glauben zustellen; ja ich würde ihre Sorge, die sie auf die Erhaltung ihrer Gesundheit zu wenden beflissen gewesen wären, für untadelhaft halten.

§. 85. Kein Putz ist so vollkommen, welcher nicht auch seine Unvollkommenheiten nach sich ziehen sollte, und so geht es auch mit den Löchern, welche darum gestochen werden, damit man die Ohrläppchen mit Ohrgehängen auszieren könne. Denn obschon die Ohrläppchen als ein Knorpel sehr wenig Empfindung haben; so geschiehet es gleichwohl, wenn man sich die Löcher stechen läßt, daß an den Ohrläppchen Schmerzen empfunden werden, daß sie eine Entzündung bekommen, und zu schwären anfangen. Aber auch dieses alles pflegt sich auch alsdenn zu ereignen, wenn die Ohrläppchen, wegen der großen daran hängenden Last von einander gerissen werden. Ohnerachtet nun alle diese Zufälle eben keine Lebensgefahr verursachen, so halte ich es doch vor eine Thorheit, daß man sich ohne Noth Schmerzen mache, die man doch, wenn man sonst klug genug wäre, gar füglich überhoben seyn könnte. Man giebt ja ohnedies denjenigen immer Schuld, daß sie einen Fehler des Gehirns hätten, die durch sich selbst muthwillig zugezogene Schmerzen erst klüger werden wollen:

Klug ist, wer fühlt, sich bessert, schweiget.

Der dritte Abschnitt.

Von den

Krankheiten, welche von der Auszierung des Halses ihren Ursprung herleiten.

Das erste Kapitel.

Von den
Verdrießlichkeiten, die zu entstehen
pflegen, weil das schöne Geschlecht den Hals
entblößt zu tragen gewohnt ist.

§. 86.

Unsere Schönen haben in Gewohnheit, ihren Hals entblößt zu tragen, um theils mein Geschlechte dadurch zu reizen, theils aber auch ihm aus Hochmuth zu zeigen, daß die Natur ihnen hiermit eine vorzügliche Schönheit vor den Männern zum voraus geschenket habe. Sie machen sich groß mit ihrem Halse, und schätzen die Schönheit desselbigen darum so hoch, weil ihr Hals eine zartere Haut, eine weißere Farbe, und keinen so hervorragenden Knorpel der Luftröhre hätte als der Hals der Mannsbilder, denn sie solchen als etwas häßliches vorwerfen, und nur zum Spotte den Adamsapfel nennen. Aber sie haben gar nicht Ursache, des Adamsapfels wegen, welchen wir nicht aus unserm Verschulden, sondern aus weisen Absichten der Natur tragen müssen, uns spöttlich zu verhöhnen. Es ist überhaupt ein Merkmaal eines blöden Verstandes, wenn man seinem Nebenmenschen Leibesgebrechen vorzuwerfen, unbesonnen genug ist, wofür er doch selbst nicht kann, und die er nicht zu ändern in seiner Macht hat, wenn er es auch gleich gerne thun wollte. Die Mannspersonen könnten den Frauenzimmern wohl, wenn sie sonst Lust hätten, größere Dinge vorhalten, dafür sie sich gewiß recht würden schämen müssen, wenn sie anders so tugendhaft, wie sie sich immer rühmen, seyn wollten.

§. 87.

Damit nun aber auch der nackende Hals nicht so gar kahl da stehen möchte; so ist der Witz der Schönen hier sinnreich genug gewesen, Mittel ausfündig zu machen, den Hals mit Verzierungen ausrüsten zu mögen, um ihm mehrern Reiz und Annehmlichkeit beyzubringen. Sie haben also zu dem Ende den Hals mit sammetnen, seidenen mit Schmelz und Glasflusse besetzten Halsbändern, mit Schnuren, daran Wachsperlen oder ächte Perlen gereihet sind, und mit goldenen Ketten ausgezieret, ja sie haben ihn so gar mit einer Last von Dukaten, so wie ein Rennschlittenpferd mit Schellen, behangen und recht niedlich ausgeputzet, so, daß manchem darnach gelüstet haben muß, die Hände darnach ausstrecken zu mögen, um sie von dieser Gelbsucht zu befreyen, sich aber damit gütlich zu thun, und das Herz zu erfreuen. Viele verherrlichen ihren Hals mit edlen Steinen, die in Gold gefaßt sind, und bald die Gestalt eines Herzens oder eines Kreuzes, bald aber einer Rose vorzustellen pflegen. Andere tragen gar kleine Judenkragen, die aus

Bändern oder Spitzen, welche in Falten gelegt werden müssen, zusammen geneht worden sind, um den Hals rings herum. Dieser Halsputz ist sehr bequem, die Kröpfe zu verbergen, und ich habe solche meistentheils bey solchen jungen Schönen angetroffen, von denen ich überzeugt gewesen bin, daß sie Kröpfe gehabt haben. Unzählige Weibspersonen hängen fast ihre ganze Habseligkeiten an den Hals, und die sie daran zu hängen nicht fähig sind, die jagen sie, aus Furcht, sie möchten ihnen von den Dieben entrissen werden, in den Hals hinein, um solche in Sicherheit bringen zu mögen. Ich weis wohl, daß die Weiber mehrmals durch den Halsschmuck ihre Männer an den Bettelstab gebracht haben. Welches gar leichte geschehen kann, wenn ihnen die Weiber, ohne Leibeserben zu hinterlassen, sterben; so, daß sie hernach andern die Gerade, von Rechtswegen, zu überlassen genöthiget werden. O, ungerechtes Recht!

§. 88.

Ich will mich nun auch um die Krankheiten bekümmern, welche sich von einem entblößten Halse zu erzeugen pflegen, damit ich nicht vor saumselig in Ansehung meiner Pflicht gescholten werden möchte. Da nun der bloße Hals der freyen Luft, um andern dessen Schönheit zu zeigen, ausgesetzt wird; so wird es kein Wunder seyn, wenn sich derselbe, zumal bey rauher, feuchter und kalter Witterung, vielen Verdrießlichkeiten darbieten muß. Der unmerklichen Ausdünstung wird also nothwendig bey einer solchen Beschaffenheit der Luft in der Haut des Halses gehemmt werden, folglich wird es nichts fremdes seyn, wenn lauter solche Krankheiten, ihren Ursprung davon nehmen, welche allemal sich zu ereignen gewohnt sind, so ofte bey vorfallender Gelegenheit die unmerkliche Ausdünstung gestört oder gar unterdrückt wird. Heiserkeit, Brustflüsse, Husten, Entzündungen des innern Halses, Beulen, Geschwüre, und mehrere dergleichen Ungelegenheiten, deren ich schon zum öftern im 63, 42, 38, 32, 28, 17, 12 und 5ten Absatze Meldung gethan habe, sind die Kinder dieser fruchtbaren Mutter, und von eben dieser stammen Kröpfe, (Strumæ) und geschwollene Halsdrüsen (Scrofulæ) natürlicher Weise ab. Denn, da die Säfte des Körpers von der verhinderten Ausdünstung darum verderbet werden, weil deren Ueberfluß kein Ausgang verstattet ist; so müssen die Säfte dicke und zu Stockungen geschickt, folglich faul und bösartig gemacht werden. Nun aber haben die Kröpfe und geschwollene Halsdrüsen gemeiniglich eine üble Beschaffenheit der Säfte zum Grunde: Was kann also wohl natürlicher seyn? als daß solche daher entspringen müssen, weil die gehemmte Ausdünstung vornehmlich der Haut des Halses, welche die Drüsen, hauptsächlich aber diejenige Drüse, welche die thyroideische heißt, umgiebet, vermöge des versagten Abflusses und beständigen neuen Zuflusses ausgedehnet wird, und also in den von dieser Haut umkleideten Drüsen eine Verstopfung zuwege bringen muß. Da nun ein Kropf nichts anders, als eine widernatürliche Ausdehnung dieser

Haut ist; so muß daher diejenige weiche und nachgebende Geschwulst des Halses ihren Ursprung nehmen, die man einen Krampf zu nennen gewohnt ist. Und eben daher entspinnen sich auch die Scrofulæ welche geschwollene Drüsen am Halse sind, so sich bewegen lassen, sehr harte werden, zuweilen aber gar aufbrechen, und unheilbare Geschwüre verursachen. Wie besorgt sind also nicht unsere Schönen bey diesen entstandenen Umständen, um solche unsichtbar zu machen und verhöhlen zu mögen. Aber es ist nunmehro zu späte, die Fehler itzo verbergen zu wollen, welche man sich selbst, bloß aus einem verdammten Hochmuthe, zugezogen hat.

Das zweyte Kapitel.

Von den
Gefährlichkeiten, welche von der
Zartmachung der Halshaut entstehen.

§. 89.

Allerdings gehört auch eine zarte Haut des Halses zur Schönheit, daher die Frauenspersonen, um ihren Liebhabern desto reizender seyn zu mögen, allen Fleiß anwenden, sich selbige eigen zu machen. Doch was ich im 52sten Absatze von der Zärtlichkeit der Haut des Angesichts gesagt habe, das kann auch von der zarten Halshaut gelten.

§. 90.

Die Schönen bedienen sich eben derjenigen Mittel, sich eine angenehme Zärtlichkeit der Haut zuwege zu bringen, welche im 46, 53 und 54sten Absatze angeführt worden sind. Ich halte es billig vor überflüßig, solche nochmals zu wiederholen.

§. 91.

Wenn aber die Frauenzimmer wider alle Vernunft dennoch so verwegen seyn, und mit Bedacht solche Dinge zum Gebrauche nehmen wollen, die man doch als höchst schädlich anzusehen hat, und die im 46 und 55sten Absatze nachgesehen zu werden verdienen; so werden sie sich es auch nicht entgegen seyn lassen dürfen, wenn ihnen alle diejenigen Verdrießlichkeiten über den Hals kommen werden, welche im 88, 63, 55, 49, 42, 38, 32, 28, 18, 12, und 5ten Absatze erzählt worden sind.

Das dritte Kapitel.

Von dem
Schaden, welcher sich äußert, wenn
die Sommersprossen und Leberflecke des Halses
mit äußerlichen und schädlichen Sachen
vertrieben werden.

§. 92.

Was ich von den Sommersprossen des Angesichts im 56, 57, 58 und 59sten Absatze behauptet habe, das läßt sich auch auf die Sommersprossen, welche die Haut des Halses unscheinbar machen, anwenden. Ich habe im 60sten und 61sten Absatze eine vernünftige Heilungsart wider dieselbigen angeführt, und diese findet auch hier statt. Im Gegentheil aber habe ich auch im 62sten Absatze ein abergläubiges Mittel, und im 46 und 54sten Absatze noch andere schädliche Dinge verworfen, welche sonst die Frauenzimmer, sich die Sommersprossen damit zu vertreiben, in Gewohnheit haben. Und endlich habe ich mir Mühe gegeben, im 91, 88, 63, 55, 49, 48, 42, 38, 32, 28, 17, 12 und 5ten Absatze diejenigen Krankheiten darzuthun, welche von dem unzeitigen Gebrauche schädlicher Mittel zu entspringen pflegen.

§. 93.

Leberflecke nennt man diejenigen gelben, braunen, oder schwarzbraunen Flecke der Haut, so zuweilen eines Handtellers groß, zuweilen aber auch kleiner sind. Sie haben gemeiniglich eine Rauigkeit der Haut bey sich, welche wie Kleyen oder Schuppen abzufallen pflegt, ordentlicher Weise aber haben diese Flecke ihren Sitz am Halse, auf der Brust, und an den Händen, ja auch wohl andern Theilen des Körpers; endlich verursachen sie auch ein beschwerliches Grimmen und Jucken. Diese Leberflecke nun haben ebenfalls, wie Sommersprossen, ein verderbtes Geblüte zum Grunde, welches seine Unreinigkeit unter der Haut abzusetzen, durch die Haut schimmern zu lassen, und solche Flecke sichtbar zu machen pflegt. Doch haben diese Flecke die Art an sich, daß sie zuweilen von selbst vergehen, aber auch wiederkommen. Man hat wahrgenommen, daß sie bey denen gemeiniglich zum Vorschein zu kommen geneigt sind, die, wenn sie ihren Körper erhitzt haben, entweder sehr kalt zu trinken, oder sich der kalten Luft, um sich abzukühlen, auszusetzen gewohnt sind.

§. 94.

Diejenigen Schönheiten, welche solche Leberflecke ohne Nachtheil ihrer schätzbaren Gesundheit loß zu werden Verlangen tragen, werden sich mit gutem Erfolge, der im 60 und 61sten Absatze vorgeschlagenen Heilungsart bedienen können. Wenn sie aber lieber ihrem Eigensinne Folge leisten, und die im 46 und 54sten Absatze getadelten Hülfsmittel brauchen wollen, die werden freylich zur Strafe ihres Eigensinnes sich alle diejenigen Krankheiten, als ein Joch über ihren schwachen Hals werfen, die ich im 92, 88, 63, 55, 49, 42, 38, 32, 28, 17, 12 und 5ten Absatze angezogen habe.

Das vierte Kapitel.

Von dem
Unheil, welches daher zu kommen
pflegt, wenn sich das Frauenzimmer durch
unrechte Mittel die Kröpfe vertreiben
läßt.

§. 95.

Die angenehmste Schönheit des Angesichts so wohl, als des Halses, ja der vollkommenste Körperbau wird einen großen Abgang seiner Anmuth leiden, wenn der schöne weiße und runde Hals von einem Kropfe unscheinbar gemacht worden ist. Sollte man es wohl den Schönen mit Rechte verdenken, wenn sie sich angelegen seyn lassen, sich von diesem Uebel, welches sie so sehr verstellt, frey zu machen? Ihre Absicht würde keines Tadels würdig seyn, wenn sie sich nur nicht ungeschickten Händen überließen, die ihnen allemal mehr Schaden, als Vortheil zu verschaffen pflegen. Denn ein vernünftiger Wundarzt wird sich wohl schwerlich unterstehen, seine Hand an einen Kropf zu legen, welcher schon zu einer ziemlichen Größe gelanget ist, weil er von den Kröpfen mit mir einerley Meynung und Glauben hat, daß nämlich ein gar zu groß gewachsener Kropf eine unheilbare Geschwulst sey. Es ist aber ein Kropf, nach meinem Begriffe, eine unschmerzhafte Geschwulst des auswendigen Halses, die ihren Ursprung von einer gewaltsamen Ausdehnung derjenigen Haut des Halses nimmt, welche die tyroideische Drüse umkleidet. Zuweilen sind diese Kröpfe klein, zuweilen aber zeigen sie eine ganz besondere Größe. Einige sind harte, andre weich. Ich habe Kröpfe gesehen, die sehr groß waren, so, daß sie denen, welche damit belästiget wurden, eine unangenehme und schwere Sprache, einen kurzen Athem, ja gar Ersteckflüsse verursachten, welches gar leichtlich geschehen kann, wenn die tyroideische Drüse, die bey nahe an den obern Knorpeln der Luftröhre liegt, so aufschwället und groß wird, daß sie die Luftröhre zusammendrückt, und auf diese Weise den Ausgang der Luft so wohl verhindert, als auch den Einfall derselben hemmet.

§. 96.

Ich habe schon im 88sten Absatze erweislich gemacht, daß die Kröpfe von der verhinderten Ausdünstung entstünden. Denn da diese die Säfte verderbet und dicke macht; so werden die Drüsen des Halses davon in eine Verstopfung gerathen, folglich werden sie wachsen, sich verhärten, und endlich die Haut ausdehnen, und diese Geschwulst sichtbar machen müssen. Ueberhaupt aber sind die Kröpfe gutartigen Verhärtungen nicht ungleich, wenn sie aber mehr zunehmen, so können sie auch nach und nach eine böse

Art überkommen, daher sie denn auch öfters schmerzhaft werden, Entzündungen bekommen, und zum Krebse Anlaß geben. Leute, welche mit der Lustseuche behaftet sind, können gar leichte bösartige Kröpfe bekommen. Alles nun, was fähig genug ist, die Haut des Halses, welche die tyroideische Drüse umgiebet, auszudehnen, das muß auch vermögend seyn, Kröpfe zu erzeugen. Die Halshaut aber wird ausgedehnt, wenn man die Luft an sich hält, und den Kopf gewaltsam zurücke wirft, oder wenn man schwere Lasten öfters auf dem Kopfe zu tragen gewohnt ist. Alles was die Drüsen verstopfen kann, muß auch Gelegenheit zu Kröpfen geben. Dieses aber wird ein dickes, faules und schlammiges Wasser, wie ohngefähr das Schneewasser ist, welches darum faul und stinkend wird, weil es sehr lange, zumal auf hohen Bergen, ohne Bewegung gelegen hat, und eine sehr grobe Kost von Mehl und riechenden Fleische ganz gewiß zu bewerkstelligen im Stande seyn. Ich kann auch eine dicke, neblichte, und mit wäßrichten Dünsten stark angefüllte Luft mit gutem Gewissen nicht davon ausschließen. Es giebt Gegenden, wo diese Kröpfe ordentlicher Weise zu Hause sind, als wie in Spanien, Steyermark, Tyrol, Bayern, Franken, und Schwaben, und wie ich mir habe sagen lassen, so sollen die Frauenzimmer daselbst die Kröpfe vor eine ganz besondere Schönheit halten, ich will es glauben, denn vielmals macht die Mode einen Fehler schön. Ich habe an keinem Orte mehr kröpfichte Leute angetroffen, als in Sagan, und ich bin der völligen Meynung, daß diese vom Boberwasser herkommen, welches ich darum darzu geschickt halte, weil solches von dem Schneewasser, welches von den hohen Gebirgen herabfließt, und in den Bober fällt, schädlich gemacht wird. Die Aerzte daselbst mögen das Boberwasser noch für so gesund ausschreyen; so glaube ich es doch nicht, sondern ich halte es darum für schädlich und ungesund, weil die Einwohner daselbst sehr kropfreich sind. Ich lasse es mir auch nicht ausreden, daß diejenigen, welche das Boberwasser unüberlegt als gesund anpreisen, nicht Mangel an ihrer Wissenschaft und gar keine rechte Erkenntniß desjenigen Orts haben sollten, in dem sie wohnen, um welche sich doch die Aerzte, nach des Hipokrats Vorschrift vor allen Dingen zu bekümmern verbunden seyn sollten. Der Beweis, wodurch sie das Boberwasser von aller Schädlichkeit loszusprechen suchen, ist dieser: Sie sagen, der Bober entspringt an der böhmischen Gränze bey Schatzlar, auf einem hohen Berge, und hat auch darum einen sehr schnellen Lauf: das Wasser selbst sieht sehr helle und klar aus, und rollet auf einem schweren kiesichten und sandigten, nicht aber auf einem schlammigten und leimigten Boden daher: Da nun aber nicht nur das Bergwasser, sondern auch dasjenige Wasser der Gesundheit zuträglich ist, welches auf einem kiesigten Sande fließt, und noch darzu einen geschwinden Lauf hat, und eben darum nicht zur Fäulniß geneigt ist; das Boberwasser aber eine solche, und keine andere Beschaffenheit besitzt, folglich muß es ein gesundes Wasser seyn. Es ist wahr, ich muß es selber zugestehen, daß ein Bergwasser und ein solches, welches sehr schnelle läuft, einen kiesigten und sandigten Grund hat, und schöne krystallenklar ist, gesund seyn könne, wenn ihm nur anders keine fremde und schädliche Theile zugesellet werden. Allein da der Bober, von dem, auf den höchsten Bergen liegenden, und zur Sommerszeit geschmolzenen Schnee verderbet worden ist, so hilft alles nichts, wenn er auch gleich den Ursprung seines Wassers dem allerhöchsten Berge schuldig, das Wasser aber noch so krystallenartig wäre, und noch einen zehnmal schnellern Lauf hätte, als es gegenwärtig zu haben pflegt, ja wenn auch gleich das Boberwasser wirklich von dem, auf den Bergen geschmolzenem Schnee, schädlich und ungesund gemacht werde, beweist sein Aufschwällen im Sommer augenscheinlich, da es am trockensten, und heißesten ist. Denn zu der Zeit fängt der Schnee auf dem Gebirge an zu zerschmelzen, und den Bober am Wasser reicher, zugleich aber auch schädlicher zu machen. Aber wenn wird auch mehr, als im Sommer, da die Hitze sehr groß und schmachtend ist, getrunken? Wird man also nicht die Körper zu eben der Zeit mit weit mehrern Unreinigkeiten anfüllen? Ich läugne es nicht.

§. 97.

Man will mir die Versicherung geben, daß die Könige von Frankreich und England die besondere Kraft hätten, durch Auflegung ihrer hohen Hände, oder durch die Berührung mit ihren Händen die Kröpfe heilen zu können. Wer aber dieses glaubt, der glaubt mehr als ich. Ich habe nicht gehört, daß diese gekrönten Häupter die Gabe gesund zu machen mittelbar von den heiligen Ausgesanndten erhalten hätten. Denn meines Wissens wußte man dazumal nichts weder von einem Könige der Franzosen, noch von einem Könige der Britten. Wenn diese Könige wirklich die Kröpfe heilen könnten, so würden sich ganz gewiß die Tyroler, Steyermärker, Salzburger und andere mehr in ihre Kur begeben, um sich von dieser Beschwerde loß machen zu mögen. Einige wollen gar anrathen, daß man den Kropf mit einer Hand eines an der Abzehrung verstorbenen Menschens berühren lassen solle, und wiederum andere befinden vor gut, den Kropf mit einem Knochen eines solchen an der Auszehrung verstorbenen Menschens zu bestreichen. Doch alle beyde Mittel gründen sich auf einen bloßen Aberglauben. Ja man will noch mehr erzählen, und sogar sagen, daß einige, welche sich den Kropf, mit der Hand eines an der Abzehrung verstorbenen Menschens wirklich hätten berühren lassen, davon selbst in eine abzehrende Krankheit verfallen seyn sollten. Aber wenn dieses ja einmal geschehen ist, so muß gewiß derjenige schon selbst einen Fehler im Eingeweide gehabt haben, davon vielleicht diese Krankheit entstanden seyn mag. Denn da die Kröpfe von verdorbenen Säften ihren Ursprung nehmen, so wird es auch gar wohl möglich seyn können, daß davon andre Theile ebenfalls eine böse Beschaffenheit bekommen können. Doch wenn dieses in der Wahrheit seinen Grund hätte; so würden auch sonst diese Fälle öfterer vorfallen müssen, und so würden auch alle diejenigen, welche sich mit einem solchen Menschen beschäftigen, und ihn angreifen, wie nämlich die todten Weiber und Aerzte, welche vielmals solche Körper zergliedern, in eine Abzehrung verfallen müssen. So viel aber muß ich versichern, daß durch alle diese Mittel in Ewigkeit kein Kropf vertrieben werden könne, auch nach meinem Glauben niemals einer geheilt worden sey.

§. 98.

Viele haben das Herz, und wagen es, sich den Kropf mit einer Salbe bestreichen zu lassen, welche aus Quecksilber, venetianischen Terebinth und Schweinsfette verfertiget worden ist. Andere aber lassen ein bleyernes Halsband, welches mit lebendigem Quecksilber bestrichen werden muß, um den Hals tragen, und bilden sich ein, den Kropf damit weg bringen zu können: Aber sie betrügen sich in ihrer Meynung, und erlangen ihre Absicht dennoch nicht, ja sie richten damit vieles Unheil an, indem sie dadurch einen Speichelfluß erregen, welcher sie in nicht geringe Gefahr zu versetzen fähig ist. Diejenigen aber, welche den Kropf gar durch ätzende und beizende Sachen, zu vertreiben, sich in Sinn kommen lassen, machen es noch ärger, und verrathen offenbar ihren Unverstand. Denn es ist natürlich, daß durch diese Heilungsart große Adern und Nerven angefressen, der Kropf aber in einen Krebs verwandelt werden müsse, worauf allemal gewiß der Tod erfolgen wird. Man rühmt gemeiniglich den Schwammstein als ein untrügliches Hülfsmittel wider den Kropf. Allein man hat befunden, daß die Leute nach dessen Gebrauche sehr elende geworden sind, so, daß man alle Noth gehabt hat, solchen wieder zu ihrer verlohrnen Gesundheit zu verhelfen. Zurücktreibende Mittel verhärten nicht nur die Kröpfe noch mehr, und machen solche bösartig, sondern sie erzeugen auch alle diejenigen Mühseligkeiten, deren im 94sten Absatze gedacht worden ist. Diejenigen aber werden ihre Absicht weit glüklicher erreichen, welche sich bey anfangenden Kröpfen solcher Mittel bedienen, die ihre Wirkung durch Vertheilen zu beweisen geschickt sind, und die Fähigkeit besitzen, das Blut von aller Unsauberkeit zu reinigen, und die Dickheit desselbigen zu verdünnen. Einem alten Kropfe aber ist keine andere Hülfe, als der Schnitt, nur muß man sorgfältig darauf Achtung geben, daß der Kropf, welcher geschnitten werden soll, von guter Art sey, nicht aber eine üble Beschaffenheit habe, weil sonst nur die Gefahr vergrößert werden würde.

Das fünfte Kapitel.

Von den
Ueblen Umständen, welche von der
Weißmachung des Halses
abstammen.

§. 99.

Niemand wird einen gelben oder braunen und schwarzen Hals vor eine Schönheit halten, auch so gar pflegen dieses die Frauenzimmer selbst nicht zu thun, ohnerachtet sie doch sonst gewohnt sind, ihre eigenen Fehler vor schön auszugeben. Sie sind, wie mein Geschlechte, einem mißfärbigen Halse gram, und eben aus dieser Ursache bemühen sie sich, an sich diesen Fehler zu verbessern, um sich keines Vorwurfs würdig machen zu wollen. Sie sind in ihrer Erfindung, ihren Gedanken nach nicht die unglücklichsten gewesen, zumal, da sie die Kunst, ihren gelben Hals mit einem weißen Anstriche so meisterlich zu verdecken gelernt haben, daß man sich selbst beynahe überreden lassen sollte, diese angenehmen Schönheiten wären allesamt in Cypern gebohren worden. Doch wenn es mir erlaubt ist, die rechte Wahrheit sagen zu dürfen, so kommen mir solche weißgefärbte Frauenspersonen eben so, wie die Pferde vor, welchen die Roßhändler eine andere Farbe zu geben pflegen, damit sie solche ihres Vortheils wegen desto theurer verkaufen möchten: Und aus einer gleichmäßigen Absicht färben die Weibsbilder ihre gelben Hälse weiß, damit sie sich an einem oder auch nach mancher Neigung auch an mehrere Liebhaber glücklich verkaufen könnten.

§. 100.

Die gelben Hälse aber pflegen die Frauenzimmer mit Puder, sehr zart zu Pulver gemachten Bleyweiße, oder mit Magisterio Talci weiß anzustreichen, um ihren Hälsen besondre Annehmlichkeit zuwege zu bringen. Einige nehmen auch diejenigen Mittel zur Hand, die ich schon im 45sten und 46sten Absatze angeführt habe. Aber es ist auch eine überaus schlechte Belohnung, welche sie vor ihre Bemühung, sich nämlich einen weißen Hals zu verschaffen, bekommen. Denn sie ziehen sich dadurch alle diejenigen Krankheiten über den Hals, die von mir im 98, 94, 92, 88, 63, 55, 49, 42, 38, 32, 28, 17, 12, und 5ten Absatze erwehnt worden sind. Und so hätte ich denn, mit andern Gelehrten, den Kopf sowohl als den Hals schöne genug bemahlt, und abgeputzt, ohne daß ich bey den Stücken die geringste Krankheit aufgebürdet habe. Die Schönen würden mir das größte Unrecht von der Welt anthun, wenn sie sich gegen mich so unbarmherzig aufführen, und mich als einen Mörder ausschreyen wollten. Ob es aber auch nicht einige, nach ihrem schlechten angebohrnen Verstande thun dürften, dafür mag ich eben nicht

Bürge seyn. Ich habe es mehr als einmal erlebt, daß man Personen aus einer bloßen gehäßigen Leidenschaft Gewalt angethan und ihnen mit einer erdachten und harten Beschuldigung, die ihnen nicht einmal in den Sinn gekommen war, zur Last gefallen ist. In Wahrheit, zu diesem Unglücke kann man eben so unvermuthet, wie jene Jungfer zu einem Kinde kommen. Gebt nur eingebildeten Gelehrten, und sich selbst weisedünkenden Herren, ob sie schon mehr Wahnwitz als Weisheit besitzen, nicht diejenige Ehre, der sie sich in ihren Köpfen, würdig zu seyn, glauben, so gleich werden sie an euch Gelegenheit suchen, euch mit einer Beschuldigung, davon ihr selbst nicht einmal wisset, zu beschweren, und es euch eben so nahe zubringen suchen, daß es euch, wenn ihr anders Empfindung habt, wehe thun muß. Und eben so machte es jenes Ordensglied, welches gegen seine Freunde mehr Schalkhaftigkeit als Freundschaft besaß, ob es schon immer sein rechtschafnes Gemüthe und seine Aufrichtigkeit in allen Gesellschaften, zumal wenn es von Weine beredter als Bäv gemacht wurde, recht meisterlich zu rühmen wußte, an dem aber gleichwohl, wie an einem stinkenden und faulen Fische, kein guter Bissen war, und eben darum seine vorige Gesellschaft zu verlassen genöthiget ward, weil man gar zu deutlich aus seinen Gesichtszügen sowohl, als aus seiner Aufführung schließen konnte, daß er sich besser zu einem Theaternarren, als zu einem Geistlichen schicken würde, ohnerachtet es das tolle Glück endlich noch zu allem Unglück zu einem mitlautenden Buchstaben, um die Zahl im ABC vollmachen zu helfen, gemacht hatte. Hier wußte es sich erst rechte Ehre zu geben, so, daß es endlich für Hochmuth und Einbildung in eine Krankheit, die von den Aerzten die Milzsucht genannt wurde, zu verfallen so unglüklich wurde. In diesem Zustande wuchs des Mannes Eigenliebe dergestalt, daß er in eine wirkliche Raserey verfiel, in der er vorgab, daß alle Gelehrsamkeit mit ihm ihre Endschaft erlangen würde, so bald er nur mit Tode abgehen würde. Der Himmel lasse doch diese Prophezeyhung immer mehr erfüllt werden! Doch ich will itzo sogleich, ohne daß ich mehr Worte verschwende, für die ich vielleicht wohl gar noch einigen Uebelgesinneten Rechenschaft zu geben, angehalten werden möchte, den Beschluß meines ersten Buches, von den Krankheiten des schönen Geschlechts, welche überhaupt dem Putze der Haare, des Angesichts und des Halses, ihr Daseyn schuldig sind, hiermit bestimmen; und kurz, hier ist das

ENDE.